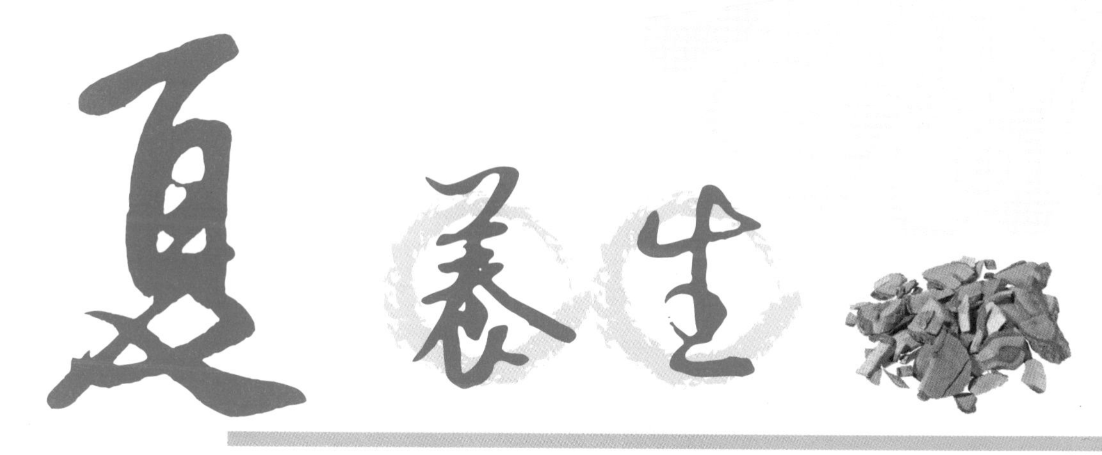

【二十四節氣養生經】

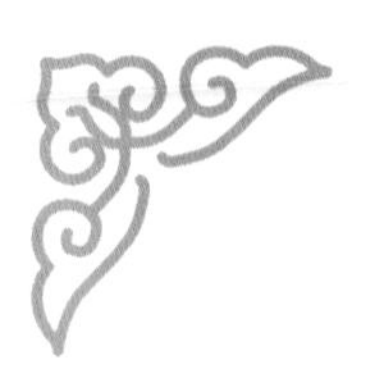

【推薦序】

我國的歷史發展淵遠流長，老祖宗們在千年前就發明了農曆曆法來制定時間，以配合人們的日常生活。更在曆法中設置二十四個節氣，將一年分為立春、雨水、驚蟄、春分、清明、穀雨、立夏、小滿、芒種、夏至、小暑、大暑、立秋、處暑、白露、秋分、寒露、霜降、立冬、小雪、大雪、冬至、小寒、大寒等節氣，讓農民能根據節氣進行春耕、夏耘、秋收、冬藏等農事活動，以順應四時，五穀不絕。民間為此還有首簡單的《節氣歌》流傳：「春雨驚春清穀天，夏滿芒夏暑相連，秋處露秋寒霜降，冬雪雪冬小大寒。」時至今日，二十四節氣曆法仍舊存在於民間，影響著各行各業。

而養生之道，在歷代均廣受重視，漸漸先祖們發現「天人合一，順應四時」養生更是重要。《黃帝內經》上說：「四時陰陽者，萬物之根本也，所以聖人春夏養陽，秋冬養陰，以從其根。」清朝高士宗的《素問直解》：「春夏養陽，使少陽之氣生，太陽之氣長；秋冬養陰，使太陰之氣收，少陰之氣藏。」張志聰則在《素問集注》中提到：「春夏之時，陽盛於外而虛於內；秋冬之時，陰盛於外而虛於內。故聖人春夏養陽，秋冬養陰，以從其根而培養之。」由此可見。

中國傳統醫學正是符合這種天人合一、陰陽協調的整體養生觀念，認為人們如若能隨著自然秩序而作，故能健康長壽，反道而行，則會傷身礙神。

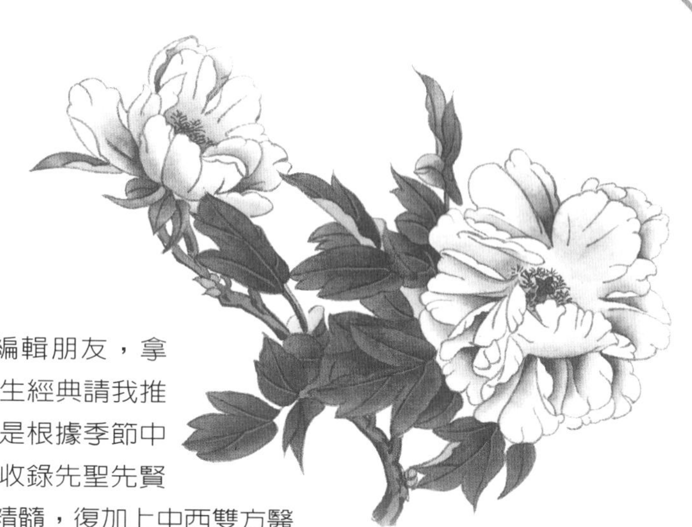

因此，當大都會文化出版社的編輯朋友，拿了這本根據二十四節氣訂定的養生經典請我推薦，我自是高興地接受了。本書是根據季節中一個個節氣撰寫，並引經據典，收錄先聖先賢的養生智慧，及歷朝歷代的養生精髓，復加上中西雙方醫學知識的融合，實妙不可言。首先提到的風俗單元，講述不同節氣中流傳下來的民俗文化、風土民情，既讓人追本溯源又添趣味性；起居方面，中國傳統醫學兼併現代西方醫學，將各節氣的常發疾病述說分明，教人調養生息；運動方面，依各節氣的經絡走向安排運功鍊氣，修身健氣；飲食方面，遵從中醫原理列定藥膳食療，頤身養神；藥方方面，針對該節氣好發疾病開方建議，治病防疾；最後的房事單元，則將該節氣應當注意的房事節律和禁忌一一闡述，如若遵循則保精聚氣、抗衰延壽。

本書內容豐富，集結養生精華，而順應節氣時令的安排，更是與養生健康之道相合，實為新世代的養生保健觀念，故推薦讀者朋友閱讀，相信定能讓各位於日常生活中有所獲得。

中國醫藥大學　醫學博士

吳龍源醫師

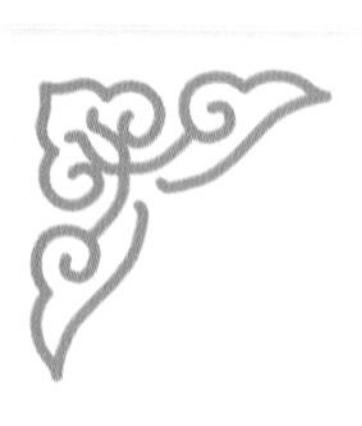

【目錄】

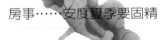

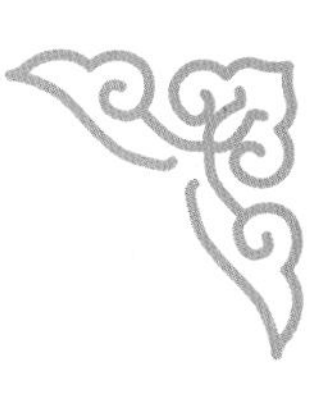

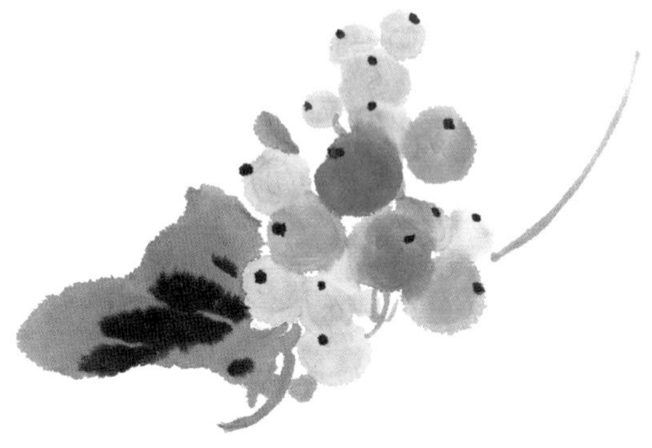

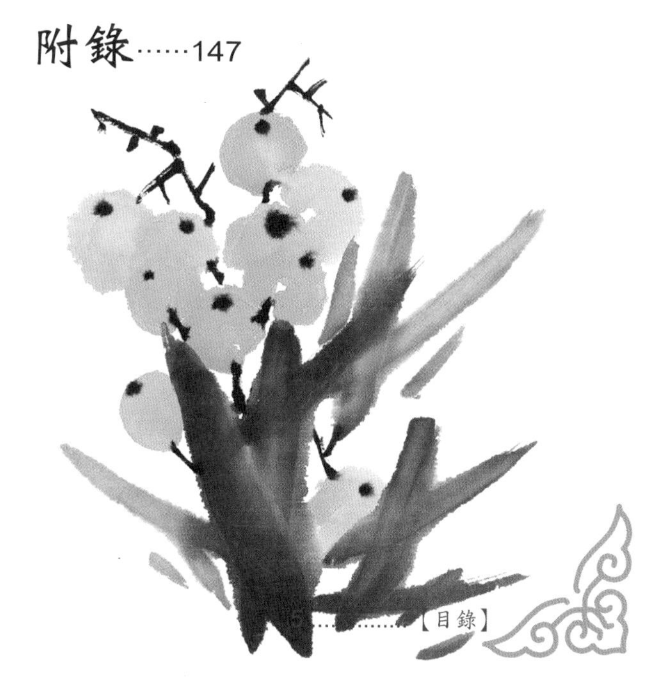

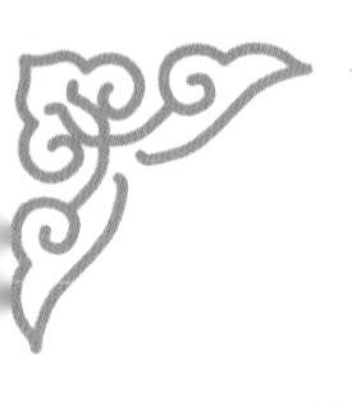

【前言】

本書以中國古代「天人合一，順應四時」的養生法則為基礎，詳細介紹了季節變換、節氣交替中的養生方法，其中收錄了古代最行之有效、最有價值的養生功法及食療藥方，並結合一些現代科學的食療理論及鍛鍊方法，使讀者能夠輕鬆掌握延緩衰老、永保青春及祛病延年的祕訣。

一、時序養生的重要性

《老子》上說：「人法地，地法天，天法道，道法自然。」

《黃帝內經》上說：「四時陰陽者，萬物之根本也，所以聖人春夏養陽，秋冬養陰，以從其根。」

《養老奉親書》上說：「人能執天道生殺之理，法四時運用而行，自然疾病不生，長年可保。」

由此可見，我們的祖先在幾千年以前就認識到了順應四時、效法自然的養生之道。我國傳統醫學及養生學認為，人是存在於宇宙之間的一個小宇宙，宇宙中各種變化會對人體有影響，人體也會對宇宙的各種變化有感應。自然界的寒來暑往等興衰變化，風雨雷電等自然現象，尤其是四時節氣交替及其所帶來的風寒暑溼燥熱等氣候環境，對人的情緒及健康有著重要影響。所以我們的祖先認為想長壽延年，就要順應四時，通過修煉達到天人合一的境界，並認為服藥保健不如通過調養心神而進行形體修煉。

《黃帝內經》中說：「聖人不治已病治未病」，認為人們應該在身體沒有得病的時候通過保養和鍛鍊提高身體的免疫能力，從而杜絕疾病的發生，達到保健的效果。清代著名醫學家汪昂在《勿藥元詮》中說：「夫病已成而後藥之，譬猶渴而鑿井，鬥而鑄兵，不亦晚乎？」指出往往由於人們在病症明顯時才去治療，就好比口渴了才去鑿井，戰爭已經開始了才去鑄造兵器，會使病情延誤而不能得到很好的治療。這也是自黃帝以來的所有醫家與道家的養生觀點。防微杜漸，預防為主，治療為輔，這也是現代養生保健的重要方法。而節氣交換之際，氣溫變化大，是人體致病的主要因素。所以根據二十四節氣的各自

氣候特點，循序漸進地施行身體保養，將對疾病的預防有著正向意義。

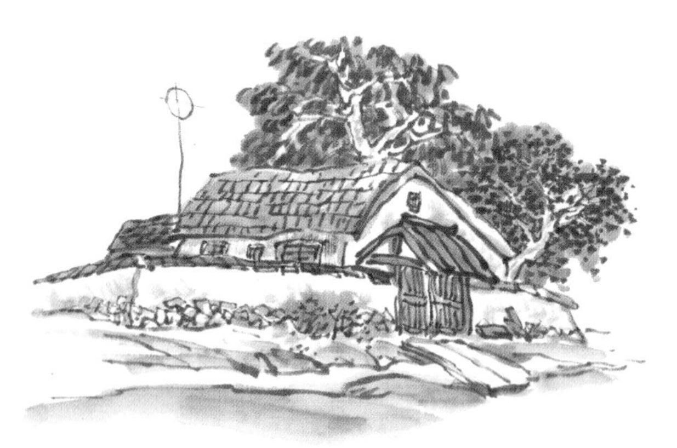

相傳漢武帝有一次東巡泰山，見一老翁的後背發出幾尺高的白光，便問他是不是學了長生不死的道術。老翁對漢武帝說：「我曾經在八十五歲的時候，衰老得頭髮變白，牙齒掉落，甚至生命垂危。有一位道士告訴我要常吃棗，並且只喝水而不吃五穀糧食，並且傳授我一個神枕方，讓我在枕頭裡放三十二種中藥，其中有二十四味藥是無毒的，以應一年的二十四節氣，八味藥是有毒的，以應自然界的八風。我按照他所說的去做，漸漸頭上長出了黑髮，口中也長出了新牙，並且一天走上三百多里地也不覺得累。我今年已經一百八十歲了，本該成仙，可是我卻顧戀子孫，便在二十年前開始又以人間的五穀雜糧為食，可是由於我每天枕著神枕，所以仍然不曾衰老。」漢武帝仔細打量這位老翁，發覺他也就像五十來歲的樣子，便向他的鄰居們打聽情況，結果鄰居們的說詞完全一樣。於是漢武帝便從他那裡討到了神枕方，只是不能像他那樣只飲水而不食五穀。

這個傳說聽著有點玄虛，只不過漢武帝在歷史上是一位極其好色的皇帝，他活了七十歲，這在歷代的好色皇帝中可算作是高壽的了。當然這與他注重養生修煉是分不開的。也正因為如此，所以後世的修煉家們才把他附會於仙丹妙藥的故事中。可是在今天的文明社會裡，有些人並不好色，並且很注重身體的保養，講究衛生，參加各種體育運動，然而卻無法得到一個健康的身體，甚至過早離開人世。並且這些人中，大部分是知識水平較高的人群，甚至有些人就是

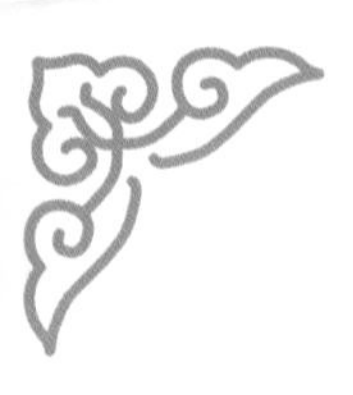

運動員、醫生和養生學家。這是為什麼呢？其實關鍵就在於對養生知識的錯誤理解和片面認識。尤其不懂得順應四時的養生原理，只知對身體備加呵護，最終卻導致身體適應自然的能力降低，無法適應不同節氣的氣候變化，使身體日漸脆弱，無法抵禦自然界的春瘟、秋燥、夏暑和冬寒；或者違背時序養生法則進行體育鍛鍊，到頭來事與願違，仍無法逃脫風寒暑溼燥熱六淫對身體的傷害。

元朝的《飲膳正要》收錄了神枕的藥方：「用五月五日、七月七日取山林柏，以為枕，長一尺二寸，高四寸，空中容一斗二升。以柏心赤者為蓋，厚二分，蓋致之令密，又使開閉也。又鑽蓋上為三行，每行四十九孔，凡一百四十七孔，令容粟大。用下項藥：芎藭、當歸、白芷、辛夷、杜衡、白朮、藁本、木蘭、蜀椒、桂、乾薑、防風、人參、桔梗、白薇、荊實、肉蓯蓉、飛廉、柏實、薏苡仁、款冬花、白衡、秦椒、環蕪凡二十四物，以應二十四氣。烏頭、附子、藜蘆、皂角、茵草、礬石、半夏、細辛八物毒者，以應八風。右三十二物各一兩，皆咀嚼。以毒藥上安之，滿枕中，用囊以衣枕。百日面有光澤，一年體中無疾，一一皆癒而身盡香。四年白髮變黑，齒落重生，耳目聰明。」

這小小藥方其實不過是古代養生成就中的滄海一粟，而古代關於時令養生的理論與方法卻像一條堅固的船，載你駛向健康長壽的彼岸。

二、淺說二十四節氣

我國古代將一年分成自立春至大寒共二十四個節氣，以表徵一年中天文、季節、氣候與農業生產的關係。它是中國古代獨特的創造。作為一部完整的農業氣候曆，在指導農業生產上發揮了較大作用，所以沿用至今。

地球每365天5時48分46秒圍繞太陽公轉一周，每24小時還要自轉一周。由於地球旋轉的軌道面同赤道面不是一致的，而是保持一定的傾斜，所以一年四季太陽光直射到地球的位置是不同的。以北半球來講，太陽直射在北緯23.5度時，天文上就稱為夏至；太陽直射在南緯23.5度時稱為冬至；夏至和冬至即指已經到了夏、冬兩季的中間了。一年中太陽兩次直射在赤道上時，就分別為春分和秋

分，這也就到了春、秋兩季的中間，這兩天白晝和黑夜一樣長。反映四季變化的節氣有「立春、春分、立夏、夏至、立秋、秋分、立冬、冬至」八個節氣。其中立春、立夏、立秋、立冬叫做「四立」，表示四季開始的意思。反映溫度變化的有「小暑、大暑、處暑、小寒、大寒」五個節氣。反映天氣現象的有「雨水、穀雨、白露、寒露、霜降、小雪、大雪」七個節氣。反映物候現象的有「驚蟄、清明、小滿、芒種」四個節氣。

二十四節氣的形成和發展與傳統農業生產的發展緊密相連。農業發展初期，由於播種和收穫等農事活動的需要，開始探索農業生產的季節規律，出現了春種、夏長、秋收、冬藏的概念。春秋戰國以後隨著鐵製農具的出現，農業生產對季節性的要求更高了，就逐漸形成了節氣的概念。春秋時已用土圭測日影定節氣。最初只有夏至、冬至，隨後逐漸增加了春分、秋分及立春、立夏、立秋、立冬。西漢《淮南子．天文訓》中始有完整的二十四節氣的記載，它是以北斗星斗柄的方位定節氣。定立春為陰曆的正月節（節氣），雨水為正月中（中氣），依此類推。全年共十二節氣和十二中氣，後人就把節氣和中氣統稱為節氣。二十四節氣後傳入韓國、日本等鄰國。日本在江戶時代（西元1603至1867年）開始採用，並傳至今日。

節氣交替產生的天氣變化對人的生理有很大的影響。通過科學研究人們發現，人的血色素在夏季降低，在冬季升高。人體的白血球在冬季較高，十二月份最高。人體的血小板在三、四月份較高，在八月份降低。成年人的凝血酶原在冬、春季時低，並在氣團活動及氣壓變化時出現波動。人體內的纖維蛋白原冬季低於夏季，冷鋒後可降低。人體內的血清蛋白、總蛋白數自冬至夏會減少，白蛋白夏天高，冬天低，球蛋白冬季高，夏季低。人體的血容量會在冷氣團、冷鋒後降低，受熱後增

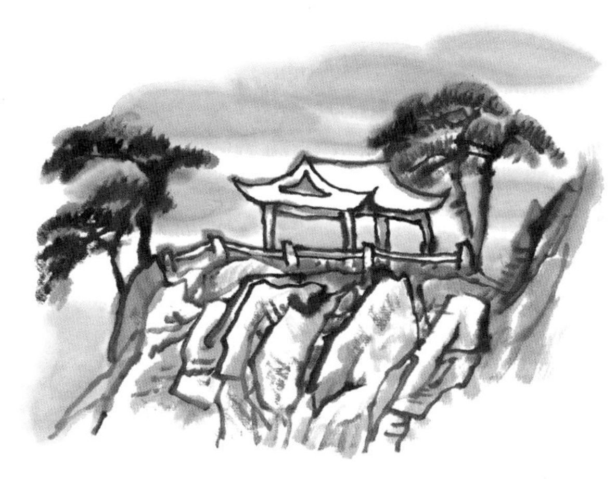

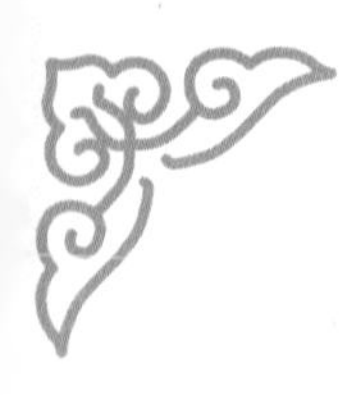

加。人體二氧化碳的結合力在十二月份最高，六月份最低。人體的血磷在二月份最低，夏秋最高。人體的血鈣在二、三月份最低，八月份最高。血鎂在二月份最低，十二月最高。血碘在冬季最低，夏季最高。人體毛細管的抵抗力會在冷鋒後增強，暖鋒後降低。人體組織的穿透力會在冷鋒後減少，暖鋒後增強。

節氣交替所產生氣象中的溫度、溼度和氣壓的變化，對人身體的健康有著重要影響。其中氣壓與人體健康關係尤其密切。氣壓與人體的影響，概括起來分為生理和心理方面。

氣壓對人體生理的影響主要是影響人體內氧氣的供應。人每天需要大約750毫克的氧氣，其中20%為大腦耗用。當自然界氣壓下降時，大氣中氧分壓、肺泡的氧分壓和動脈血氧飽和度都隨之下降，導致人體發生一系列生理反應。以從低地登到高山為例，因為氣壓下降，身體為補償缺氧就加快呼吸及血循環，出現呼吸急促、心率加快的現象。由於人體（特別是腦）缺氧，還出現頭暈、頭痛、噁心、嘔吐和無力等症狀，甚至會發生肺水腫和昏迷，這也叫高山反應。

同時，氣壓還會影響人體的心理變化，主要是使人產生壓抑情緒。例如，低氣壓下的陰雨和下雪天氣、夏季雷雨前的高溫溼悶天氣，常使人抑鬱不適。而當人感到壓抑時，自律神經趨向緊張，釋放腎上腺素，引起血壓上升、心跳加快、呼吸急促等。同時，皮質醇被分解出來，引起胃酸分泌增多、血管易發生梗塞、血糖值急升等。另外，月氣壓最低值與人口死亡高峰出現有密切關係。有學者研究了72個月的當月氣壓最低值，發現48小時內共出現死亡高峰64次，出現機率高達88.9%。

由此可以看出，現代科學已證實了氣候變化對人體健康的影響。一年中的氣候，隨二十四節氣的不同而有所變化，各自有各自的特點，所以根據節氣的不同而採用不同的養生

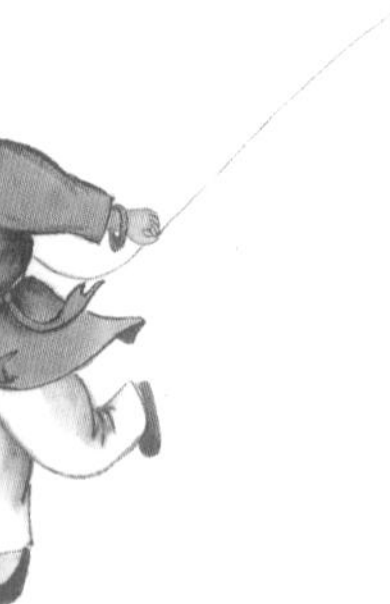

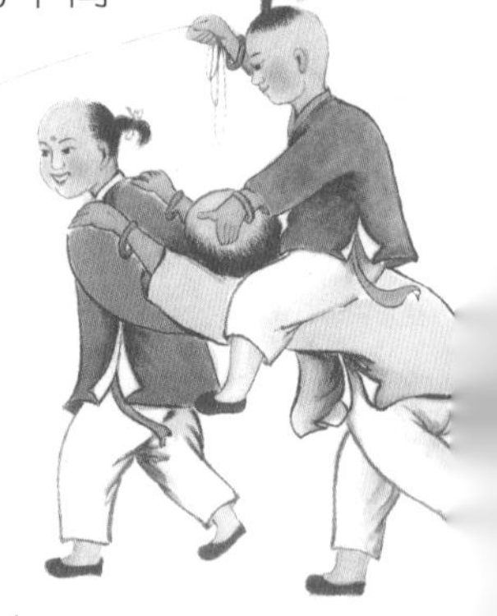

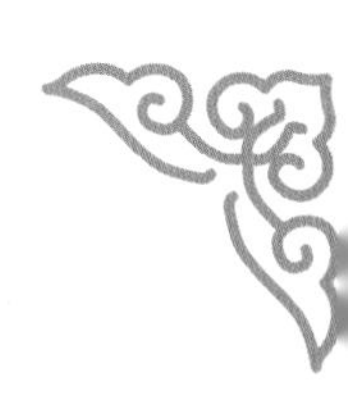

方法，才能有效地得到健康的身體。古代養生家們極注重不同時節採用不同的養生方法。在我國古代，一年二十四個節氣，每一個月兩個節氣，哪一個節氣應該吃些什麼東西，做些什麼運動，是很有講究的。我國古代的二十四節氣，不但是古人天文觀察上的成就及生活經驗的總結，而且包含著周易八卦及五行的辯證思想。

三、八卦與二十四節氣

我國最初用八卦中的震、離、兌、坎代表春、夏、秋、冬。由於每卦中有六個爻，所以四個卦共有二十四個爻以代表二十四節氣。東方春天是震卦五行屬木，南方夏天是離卦屬火，西方秋天是兌卦五行屬金，北方冬天是坎卦五行屬水。震卦、離卦、兌卦、坎卦，分四季每卦六爻，每一爻管15日，每卦共管90日，四卦共管360日。

這樣，八卦中的六十四卦除掉震、離、兌、坎四個正卦則餘下六十卦，共有三百六十爻、每爻代表一日，共有360日。可是每年共有365.25日，所以尚有5.25日無爻可對，於是將此5.25日均分六十卦，如果每日為80分，則5.25日共為420分。將這420分均分六十卦，則每卦為7分，由於一爻生一日，一卦主6日，加上平均來的7分，所以一卦配以6日7分。此即漢代著名易學家孟喜的「六日七分法」。由於古人將每個節氣的五天作為一候，所以一年有十二個月，二十四節氣，七十二候。

我國古代用八卦中的十二辟卦表示一年中十二個月的氣候變化，並且律呂證實每種氣候的來臨。律呂的發明，是在西北地區。陝西、河南邊界，有一種呂管，形狀據說像竹子又不是竹子，長短粗細有一定的標準，共有十二種，埋在地下，傳說是埋在天山的陰谷。由於這十二種管子長短不一，深入地下的長短也不同，而上端則是齊平的，管中充滿了蘆灰，管口用「竹衣」（竹子內的薄膜）輕輕貼上，到了冬至一陽生的時候，最長管子中的灰，首先受到地下陽氣上升的影響，便噴出管外，同時發出「嗡」的聲音，這就叫黃鐘之音。然後每一個月有一根管子的灰噴出來，也發出不同的聲音。這樣由黃鐘、大呂、太簇、夾鐘、姑洗、中呂、蕤賓、林鐘、夷則、南宮、無射、應鐘分別發出的聲音，說明地球中的熱量

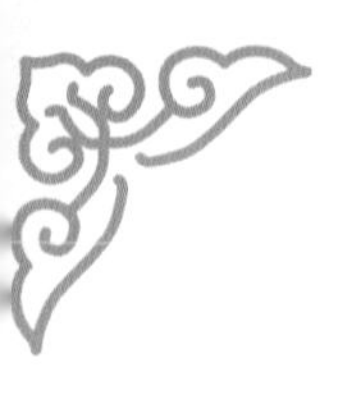

正在向體表擴散，地上的溫度開始升高。

黃鐘發出聲音，是在十一月，也是子月，即冬至一陽初生的時候，卦是復卦。到了十二月陽能又逐漸上升了一些，初爻和第二爻都是陽爻，因為內卦變了，成為地澤臨卦。在節氣上，為小寒和大寒。

到了正月是寅月，是地天泰卦，所謂「三陽開泰」就是說已經有三個陽了；律呂是太簇之音，節氣是立春和雨水。二月是卯月，卦象內卦是乾卦，外卦是震卦，震為雷，雷天大壯；二月是大壯卦，此時節氣為驚蟄和春分。三月為夬卦，節氣是清明、穀雨，外卦是兌卦，兌為澤，內卦是乾卦，乾為天，澤天夬這個卦象表現出地球物理的氣象，與我們生活息息相關，強大的陽能將戰勝陰能。

到了四月是乾卦，這時陽能到了極點，實際上每年最難受、最悶熱的是四月，跟著來的是五月。這個卦的六爻，陽氣開始減少了。於是夏至節氣來了，所謂冬至一陽生，夏至一陰生，開始回收了，以現代的地球物理來說，地球又開始吸收太陽的放射能進來了，就像人類的呼吸一樣，要吸氣了。到鄉下去觀察，就可看到土牆房屋的牆壁，在夏至以後便發霉了，表示潮溼來了，陰氣來了。人的身體保養要注意，如果多吹電扇，加上吃冰淇淋，沒有不生病的，那時生病的人特別多，就是這一陰生的關係。六月是小暑、大暑的節氣，所謂三伏天。這時常看到有些人去貼膏藥治病。這時是陽氣慢慢要退伏了，所以名為「伏」，每十天一伏，三伏有三十天。所以夏天我們體外感到很熱，這是身上的陽能向外放射，而身體的內部還是寒的，所以夏天的消化力，反而沒有冬天好。

七、八、九月，陰氣不斷增加，形成否、觀、剝三卦。最後在十月的立冬，成為純陰之坤卦。天氣上十月有一個小陽春，這時有幾天氣候的氣溫回升。這就是陰極則陽生的道理。

值得一提的是，古代的正月，是隨著朝代的更換而變化的。商朝曾把夏朝的十二月算作每年的第一月，周朝曾把周朝的十一月算作第一個月，秦始皇統一天下後，把十月算作每年的第一個月，直到漢武帝時，才又恢復成夏朝的月份排法，一直沿用至現在。這幾代王朝將自己更改後的第一個月，稱為正月，因為在他們看來，既然自己當了皇帝，居了正位，十二個月的次序便也要跟著他們「正」過來。可惜這些皇帝們只能改一下月份的次序，而四季的變化卻不能跟著變過來。由於當時文化及消息的傳播很落後，所以並不是全國所有的人都能知道月份的更改，於是月份便顯得有些混亂。在這種情況下，二十四節氣便因具有記時與表徵氣候的雙重作用，而備受人們的喜愛。尤其是以種田為生的農民。於是以立春雨水節氣作為正月，驚蟄春分作為二月的節氣記月法，便成為主流。正如古代流傳的一首歌訣說：「正月立春雨水節，二月驚蟄及春分，三月清明併穀雨，四月立夏小滿方，五月芒種併夏至，六月小暑大暑當，七月立秋還處暑，八月白露秋分忙，九月寒露併霜降，十月立冬小雪漲，子月大雪併冬至，臘月小寒大寒昌。」

這種以二十四節氣代表月份的記時方法也被古代醫家、易學家、占卜家所採用。比如現在的八字算命中，仍然是以立春作為人們一歲的分界點，並以節氣劃分月份；醫學上根據節氣的變化而辯證地為病人開藥方，並且創建出許多配合二十四節氣的鍛鍊功法；相面術中往往根據人們臉色隨二十四節氣的變化推斷吉凶；手相學中也根據人們手紋及色澤隨二十四節氣的變化推斷吉凶。二十四節氣就這樣包含著陰陽、八卦及五行的辯證哲學，而顯示其強大的生命力。目前，世上只要是有華人的地方，就會有二十四節氣的說法，並且會有因節氣而產生的各種風俗。配合二十四節氣的養生鍛鍊，也正在逐漸受到世人的重視。

本書以春季的六個節氣養生為重點，針對不同時令的民俗生活、起居方法、運動養生、飲食藥方及房事忌宜等各方面進行論述，相信對喜愛養生修煉的人會有很大幫助。當然，書中難免存在一些缺點和問題，希望讀者能與我們聯繫，提出寶貴意見。

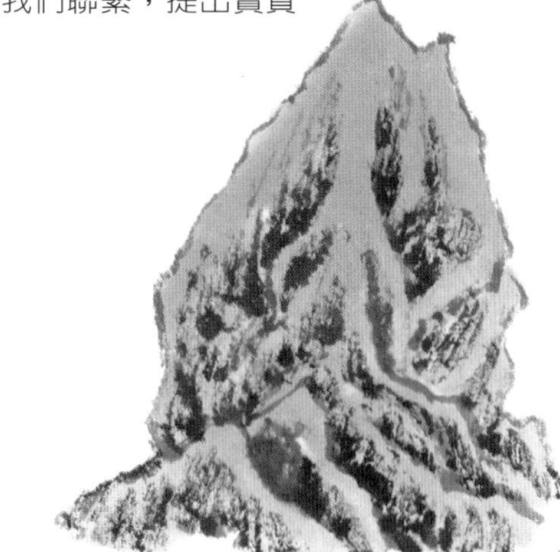

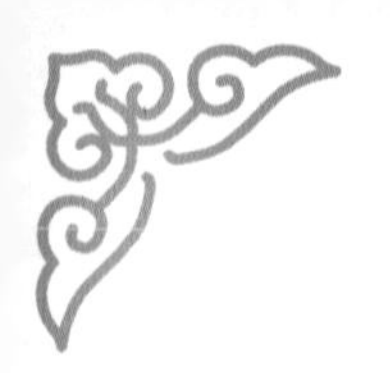

【夏季養生開篇】

立夏後，多數地區的平均氣溫達到或超過20℃，標誌著大地開始進入夏季。夏季起於農曆立夏，止於立秋，包括立夏、小滿、芒種、夏至、小暑、大暑六個節氣。

夏天豔陽普照，雨水充沛，天地之氣交合，是萬物繁榮，茂盛秀美的季節。夏季氣候特點簡言之可用一個「熱」字概括；而詳言之，又可分前後兩個階段。前一階段，自立夏至夏至結束，即農曆四、五兩個月。此時由於太陽逐漸北移，使地處北半球的我國白晝漸長，夜間逐短，天氣日漸炎熱，萬物生長茂盛。後一階段，特指農曆六月，節氣屬小暑、大暑。當此之時，氣溫進一步升高，晝夜溫差縮小，降雨量大而集中，天氣酷熱而蒸悶。

這種潮溼悶熱的天氣與前一段的乾熱明顯不同，故中醫學中將農曆六月稱之為「長夏」。但無論是初夏、仲夏或是長夏，氣溫為一年中之最高，是三夏的共同特徵。故中醫學以五行中的「火」來概括夏季氣候特點，並且認為，熱屬陽，熱甚為陽盛，熱極為陽極，陽極則陰生。故夏季自然界陰陽消長的特徵是陽氣日隆，至長夏陽極而陰生。養生者，一定要了解夏季陰陽盛衰的特點而適應之。

由春過渡到夏，人體已經適應了春溫的氣候，為適應夏季氣候做了準備，這是有利的條件。夏季人體陽氣趨向體表，形成陽氣在外，陰氣內伏的生理狀態。這時人體生理活動與外界環境的平衡往往容易遭到破壞，從而引起多種疾病。人體要全面適應夏季氣候，就必須做好保健，增強體質，以提高人體適應能力。在夏季，氣溫常常高達30℃左右，超出人體平常耐熱的程度，人們生活在如此高溫的季節，只有適應了，才能安然地度過高熱的夏季。

夏季暑熱為陽邪，易傷人之陰，陰傷人則病。病勢急速，病程短，多有壯熱，面紅目赤，口渴心煩，甚者狂躁、譫語、昏迷。人的體力強，能夠適應暑熱的高溫，就不會患病。人體的內熱向外排泄是靠出汗散熱的，氣溫在28至30℃時，人體內熱就能順利外洩。如外界溫度超過了30℃以上，出汗受阻，體內大量內熱蓄積，

很容易中暑。只有體強者才能適應這種高溫，能夠散洩內熱，也不受外熱的侵侮而致病。人體適應了夏天氣候，體內調節功能不因外界高溫而失職，能夠調節心腎，不使心偏盛，不使腎衰，就能保證身體健康。

《內經・素問・四氣調神大論》中說：「夏三月，此為蕃秀，天地氣交，萬物華實，夜臥早起，無厭於日，使志無怒，使華英成秀，使氣得洩，若所受在外，此夏氣之應，養長之道也。」

《內經》的養生思想注重精神調攝，從本段經文中可以明顯體現出來。本段文字中除「夜臥早起」一句講述起居外，餘皆為調攝精神情志的論述。所謂「無厭於日」，是說長晝酷暑，傷津耗氣，人易疲乏，情易煩膩。而養生之人，確應順應夏天陽氣旺盛的特點，振作精神，勿生厭倦之心，使氣宣洩，免生鬱結。所謂「使志無怒，使華英成秀」，是要人注意調整情緒，莫因事繁而生急躁、惱怒之情，免助陽起暴沖而傷正氣。所謂「使氣得洩，若所受在外」，是前兩句的解釋：勿厭倦之心，則內無鬱

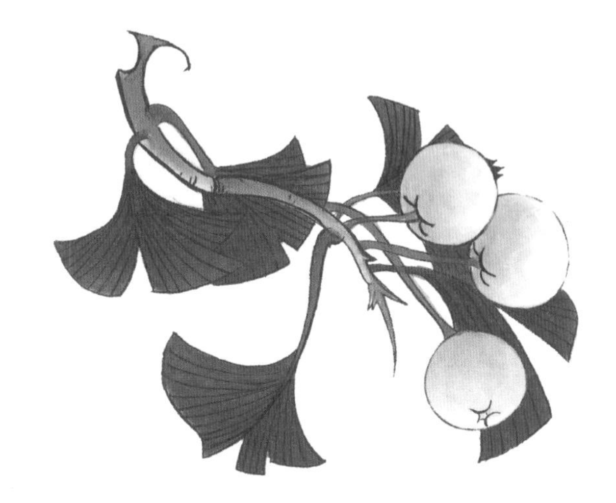

結，氣得宣洩；而無急怒之志，則氣之宣洩是和平的、愉悅的，若其所受在外一樣舒暢。在夏令暑蒸氣耗的季節，若能自我調整出這樣的心境，自然可以涼從心生，健康長壽了。

《醫書》中記載：「善攝生者，不勞神，不苦形，神形既安，禍患何由而致也。」因此，要使精神愉樂，切忌發怒，使機體的氣機宣暢，通洩自如，情緒向外，呈現出對外界事物有濃厚的興趣，這才是適應夏季的養生術。在萬物欣欣向榮的夏天，應有廣泛的興趣愛好，利用業餘時間參加一些有意義的文化娛樂活動，如下棋、游泳、打撲克等。如果條件許可，還可以參加夏令營、外出旅遊、消夏避暑等活動，這樣既使人們陶冶性情，又可以鍛鍊身體。

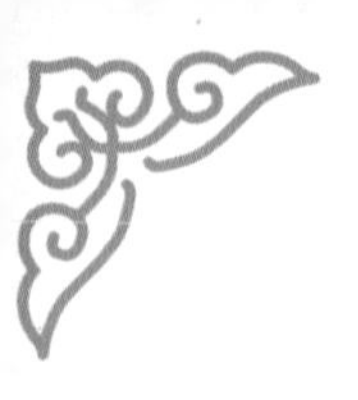

夏季的飲食起居較之其他季節更為重要。因為夏季陽氣盛於外，而陽極陰生，陰氣居於內，加之夏季食物易腐敗，稍有不慎，即可導致腹痛、腹瀉。故夏季飲食宜清淡，少食肥甘厚味，多食豆類食品，如綠豆、紅豆、扁豆、豆製品之類，以解暑利溼、健脾益腎。另一方面，夏季青壯年喜愛食生冷、冰品，老年人切莫傚尤，不可縱口腹之慾致傷脾胃。在起居上，雖悶熱難眠，亦應避免對扇當窗，或臥睡席地、涼床，或空調溫度過低，或赤膊不加遮蓋。這些對老年人來說皆非所宜，犯之，病生難禁。

此外，夏天是細菌、黴菌大量滋生的時期，食物、餐具極易受污染。故飲食方面尚須留心消毒，生熟刀砧、案板須分開，外購熟食宜再加熱後食用。

總之，夏季是個陽氣旺盛、萬物生機活躍的季節，人們要順應這一時令特點，精神上力避懈怠厭倦之心；情緒上要平和愉悅，免生燥熱；生活上既要防暑驅熱又要謹防貪涼受寒；作息上宜晚睡早起（午後可根據個人情況補足睡眠），另加注意飲食衛生，就可以避虛邪、遠疾病，安度盛夏了。

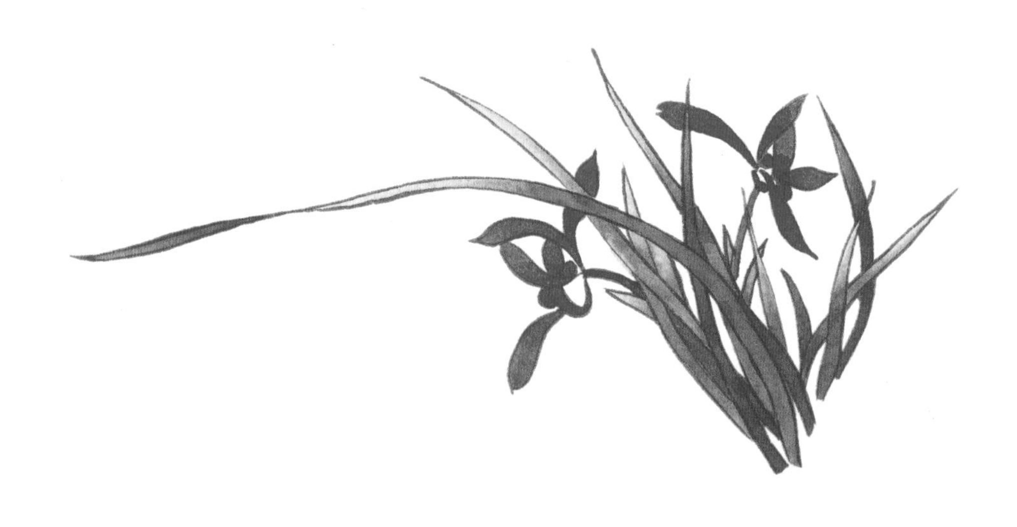

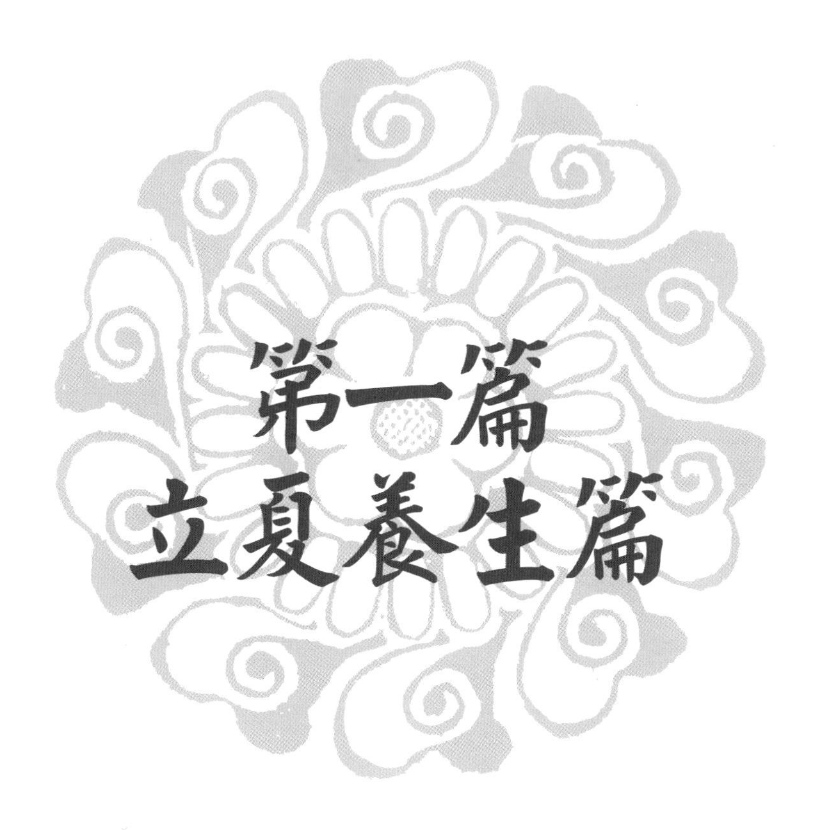

第一篇 立夏養生篇

【節氣諺語】

立夏，稻仔做老父。

立夏得食李，能令顏色美。

立夏的雨水潺潺，米粟刈到無處置。

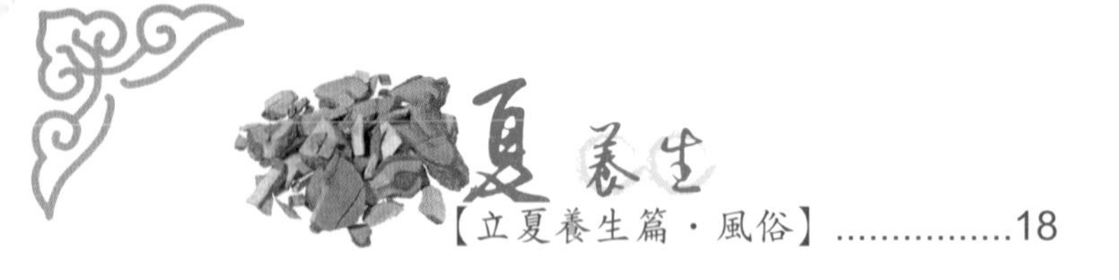

風俗

立夏時節斗指東南。太陽黃經為45度。時值陽曆5月5日前後。「夏」原意為「大」的意思，萬物至此皆已長大，故名立夏也。習慣上人們將立夏作為夏季的開始，此時氣溫顯著升高，炎暑將臨，雷雨增多，農作物進入生長旺季，是一個重要節氣。立夏後，大部分地區平均氣溫可達20℃左右，最高氣溫可達30℃以上。

七十二候中立夏三候為：「一候螻蟈鳴；二候蚯蚓出；三候王瓜生。」即是說這一節氣中首先可聽到蛄（即螻蛄）在田間的鳴叫聲（一說是蛙聲），接著大地上便可看到蚯蚓掘土，然後王瓜的蔓藤開始快速攀爬生長。農諺「立夏不下，犁耙高掛」、「立夏無雨，碓頭無米」、「立夏東風少病遭，時逢有雨果成多」，說明這一節氣中農作物正在迅速生長，如果無雨造成旱災，則對收成不利。

迎夏與迎春一樣，是一項古老的活動。古代，立夏前三日太史謁告天子某日為立夏日，立夏時皇帝要率三公九卿大夫，到南郊七里之處迎夏。

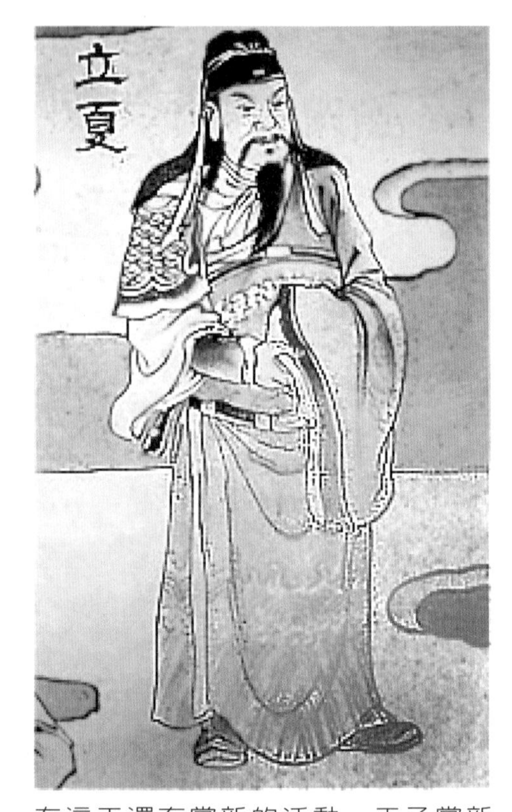

在這天還有嘗新的活動，天子嘗新按《呂氏春秋》記載是仲夏的活動，但這項活動流傳到民間後，由於江南氣候溫暖，許多春天播種的作物，早熟者到立夏已可以收成，於是立夏迎夏的活動在民間演變成親朋好友們，在立夏日聚在一起，一面品嚐夏日時食，一面迎接夏天來臨的活動。最普遍的嘗新是青梅、稷麥與櫻桃，所以又稱為「嘗三新」，嘗三新前也必祭祀諸神及祖先。

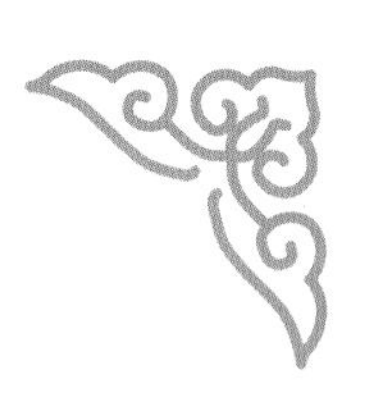

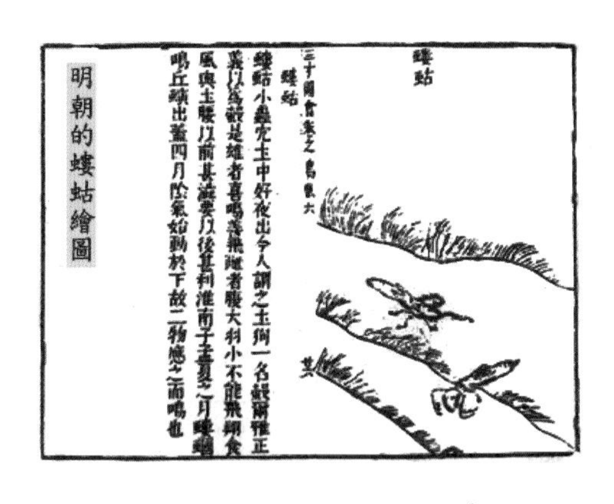

明朝的螻蛄繪圖

「七家粥」與「七家茶」也算是立夏嘗新的另一種形式，七家粥是彙集了左鄰右舍各家的米，再加上各色豆子及紅糖，煮成一大鍋粥，由大家來分食。七家茶則是各家帶了自己新烘焙好的茶葉，混合後烹煮或泡成一大壺茶，再由大家歡聚一堂共飲。這些粥或茶並不見得是多麼可口的食物，但這些儀式，卻可以說是過去農村社會中重要的聯誼活動。

在物產豐富的杭州，立夏日裡最為講究。每逢立夏，家家各烹新茶，並配以各色細果，饋送親友毗鄰，叫做「七家茶」。還在茶杯內放兩顆「青果」，即橄欖或金桔，表示吉祥如意的意思。杭俗立夏日還有食烏米飯和烏飯糕的風俗，烏米飯取烏飯葉子（又名精青葉）擠汁浸糯米蒸飯而成。據說，立夏吃烏米飯，不會疰夏，能祛風敗毒，烏蚊子不敢叮咬。

杭人又有立夏食「野夏飯」之俗，是日，兒童少年成群結隊，向鄰里各家乞取米、肉，地上的蠶豆、竹筍任其採掘，然後到野地裡去用石頭支起鍋灶，自燒自吃，稱為吃「野夏飯」或「立夏飯」。這種風俗就是自比乞丐，以為可以避災禍。吃完立夏飯，大人拿來籮筐、大秤，給孩子們秤體重，看比去年重了多少。

這日，杭人還必備十二種食品，有歌曰「夏餅江魚烏飯糕，酸梅蠶豆與櫻桃，臘肉燒鵝鹹鴨蛋，螺螄莧菜酒釀糟。」杭俗還有立夏日吃「三燒、五臘、九時新」之說：「三燒」者，燒餅、燒鵝、燒酒（甜酒釀）；「五臘」者，黃魚、臘肉、鹽蛋、海螄、清明狗（以五色粉捏飾成狗狀）；「九時新」者，櫻桃、梅子、鰣魚、蠶豆、莧菜、黃豆筍、玫瑰花、烏飯糕、萵苣筍。此日也有「五郎八保上吳山」之諺：「五郎」謂打米郎、剃頭郎、倒馬郎（即倒馬桶出糞者）、皮郎（典當中之小郎）、箔郎（打錫箔者）；「八保」即酒保、麵保、茶保、飯保、地保、相像保（即陰陽生）、馬保、奶保（即以育

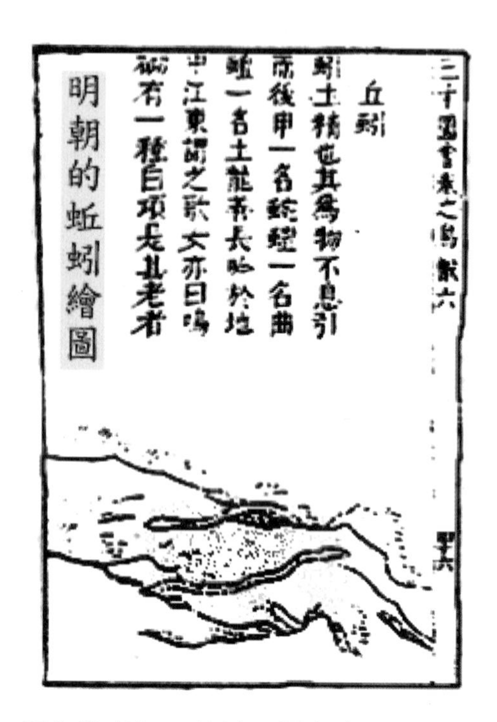

明朝的蚯蚓繪圖

嬰為業者）；此外，還有十三匠（即木匠、泥水匠、石匠、鐵匠、船匠、佛匠、雕花匠、搭彩匠、銀匠、銅匠、鋸匠、篾匠、錫匠），這日也休假，多上吳山遊玩。

上海立夏日風俗習慣中，由於此時蛋類食品正是旺季，所以立夏日總要吃蛋，孩子們的脖子上總要掛上一個用紅色網套套著的蛋。

江西一帶還有立夏飲茶的習俗，說是不飲立夏茶，會一夏苦難熬。浙江立夏民間時興早晨吃紅棗糯米粥、茶葉蛋，中午吃羹，在米粉糊中摻以豆腐乾、蒜苗、豬肉、筍丁等，稱「立夏羹」。這天，還有給小牛穿鼻的習俗。

立夏日還有忌坐門檻之說。在安徽，道光十年《太湖縣志》中記載：「立夏日，取筍莧為羹，相戒毋坐門坎，毋晝寢，謂愁夏多倦病也。」說是這天坐門檻，夏天裡會疲倦多病。30年代《寧國縣志》中記載：「立夏，以秤秤人體輕重，免除疾病，所謂不怯夏也。俗傳立夏坐門檻，則一年精神不振。」立夏這一天，古也稱春盡日，一般騷人墨客，惜春心事難免多情，春愁付諸詩詞，邀朋聚飲，留下很多傳世佳作。

立夏日雲南民俗關注的是厭祟避蛇。清乾隆元年《雲南通志》載，四月立夏之日，「插皂莢枝、紅花於戶，以厭祟；圍灰牆腳以避蛇」。值四月而言避蛇，與十二生肖已屬蛇有關聯，地支紀月，三月為辰，四月為巳。立夏厭祟，門上插皂莢樹枝和紅花，含有黑（水）、紅（火）既濟之義。按照古代五行說，黑為水，紅為火，這是希望通過兩者相互制

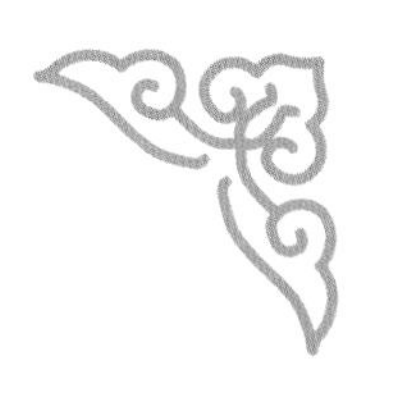

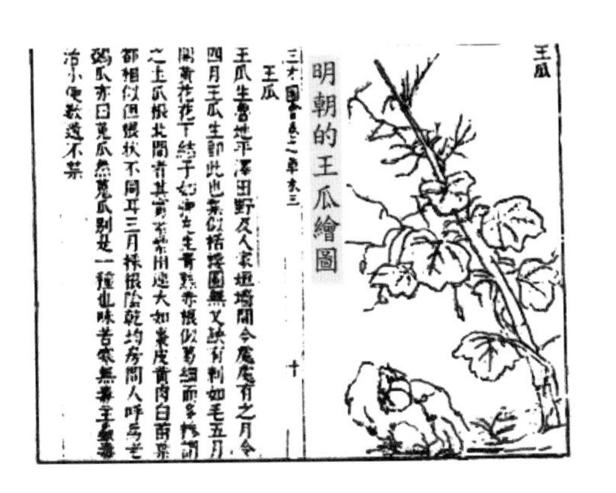
明朝的王瓜繪圖

約，達到一種平衡。同時，古人不僅日常用皂莢去污，還以皂莢入藥，認為它具有殺蟲功能，將它當作厭祟之物，也著眼於除穢驅邪。舊時五月有門懸皂莢風俗，皂莢狀若刀形，稱為「懸刀」，相傳可以嚇跑鬼怪。清光緒年間雲南《騰越州志》也說：「立夏日，插皂角枝、紅花於戶以厭祟，圍灰牆腳以避蛇。」清代《浪穹縣略志》記雲南大理一帶風俗：「立夏，插白楊於門，以灰灑房屋周圍，名曰『灰城』，以避虺毒。」與其他地區有所不同的是，門前插白楊。

台灣在立夏日的民諺有云：「立夏，補老父。」即這日裡為年事已高的父親安排些清補消暑，以安度炎熱的夏季。

清光緒八年《嘉定縣志》：「夏至日，稱人，雲不疰夏，戒坐戶檻。」疰夏，似可理解為暑期綜合症。清代《浪跡續談》：「杭人謂自立夏多疾者為疰夏。」其實立夏日的種種習俗大部分與預防疰夏有關，夏季炎熱，有些人不能適應氣候，吃不好，睡不好，一到暑季人就瘦下來，南方稱此為疰夏，北方有「苦夏」或「枯夏」之說。由此可見，如何度過好夏天，我國古人很早便極為重視。

起居

立夏、小滿在農曆四月中，稱之為孟夏（夏之初），此時天氣漸熱，植物繁盛。中醫認為此時人體的心臟機能處於旺盛時期。根據順應四時的養生法則，人在整個夏季的養生中要注重對心臟的特別養護。

《醫學源流論》上說：「心為一身之主，臟腑百骸皆聽命於心，故為君主。心藏神，故為神明之用。」在中醫文獻中對心解釋為血肉之心和神明之心。血肉之心，即指實質性的心臟；神明之心，是指接受和反映外界事物，進行意識、思維、情志等活動的功能。《醫學入門》上說：「血

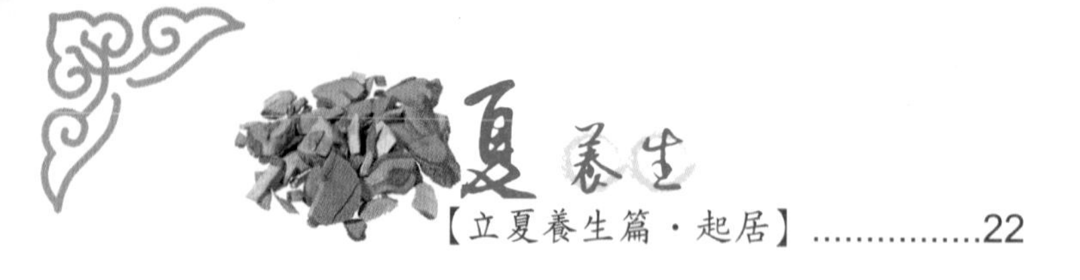

肉之心形如未開蓮花，居肺下肝上是也。神明之心……主宰萬事萬物，虛靈不昧是也。」

心主神志，既是心主神明，有稱心藏神。所謂的神，中醫學對其有廣義和狹義之分。廣義的神，是指整個人體生命活動的外在表現，它涵蓋了人體的形象、面色、眼神、言語、應答、肢體活動的姿態等；而狹義的神，即心所主之神志，多指人的精神、意識、思維活動等。神的形成在藏象學中認為，精氣是構成人體和維持機體生命活動的物質基礎，也是產生神的物質基礎。神由先天之精氣所化生，胚胎形成之即，生命之神也就產生了。在人體生長發育過程中，神依賴於後天水穀精氣的充養，正如《靈樞・平人絕穀》中所說：「神者，水穀之精氣也。」心主神志得生理功也包含了兩個方面：一、在正常情況下，神明之心接受和反映客觀外界事物，進行精神、意識、思維活動；二、神明之心為人體生命活動的主宰，在臟腑之中居於首要地位，五臟六腑皆在心的統一指揮之下，才能進行統一協調的正常活動。

心的生理特性表現出：其一，心為陽臟而主陽氣。也就是說心為陽中之太陽，心的陽氣能推動血液循環，維持人的生命活動，使之生機不息，故喻之為人身之「日」。《醫學實在易》稱：「蓋人與天地相合，天有日，人亦有日，君父之陽，日也」。心臟的陽熱之氣，不但維持了本身的生理功能，而且對全身有溫養作用。「心為火臟，燭照萬物」，故凡脾胃之腐熟運化，審陽之溫煦蒸騰，以及全身的水液代謝、汗液的調節等等，都與心陽的重要作用分不開；其二，心與夏氣相通應。即人與自然界是一個統一的整體，自然界的四時陰陽消長變化，與人體五臟功能活動是相互關聯、相互通應的。心通於夏氣，是說心陽在夏季最為旺盛，功能最強。

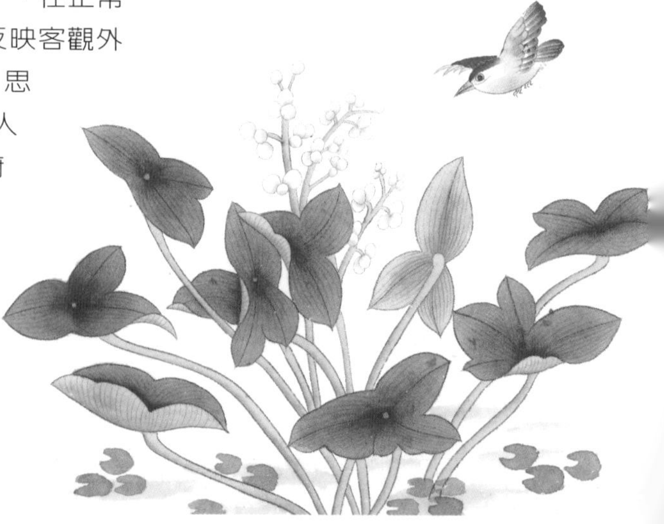

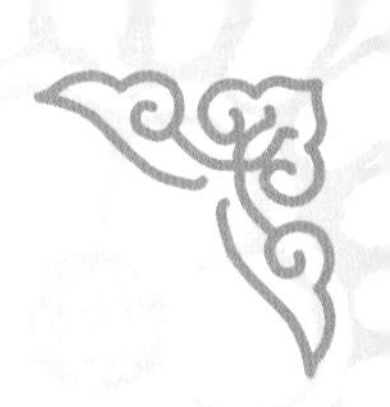

孟夏之時，老年人氣血易滯，血脈易阻，每天清晨可吃少許蔥頭，喝少量酒，使氣血流通，心脈無阻，便能防止心病發生。並且情宜開懷，安閒自樂，切忌暴喜傷心，還要謹防外感，一旦患病不可輕易運用發汗之劑，以免汗多傷心。

汗與人的身體健康有著密切關係，人的體溫是通過汗的排泄來調整的。同時，汗還同尿一樣，起著排泄體內廢物、調節體液的作用。另外，汗能使皮膚表面保持酸性，可有效地防止細菌的侵襲，起著「屏障」作用。夏季氣溫高，人體易出汗，其實汗液本身是無臭味的，只是汗液長時間滯留在皮膚和衣服上便會發酵變質而有臭味。因此出汗後要及時揩乾換衣。尤其是嬰兒和腳氣病患者，汗是個大敵，不及時揩掉易患溼疹或斑疹，對嬰兒要及時把汗擦乾，可抹上一些爽身粉。腳氣病患者可在腳趾間塞入點脫脂棉球，保持通風乾燥，可有效防止腳氣病發作。一個人不出汗，對健康是不利的。每天在室外活動一下，出點汗然後洗個澡，這樣便能使你順利健康地度過炎夏。只不過如果運動量太大，出汗過多，造成身體新陳代謝過快，對身體的健康則有害。

立夏之際，風多雨少，氣候乾燥，人體的水分容易通過出汗、呼吸而大量丟失，再加上天氣變化反覆無常，使人體的新陳代謝不能保持平衡和穩定，導致生理機能失調而致使人體的大腦（尤其是體溫中樞）指揮失靈而引起「上火」症候。具體表現為咽喉乾燥疼痛、眼睛紅赤乾澀、鼻腔熱烘火辣、嘴唇乾裂、食慾不振、大便乾燥、小便發黃等。要防止「上火」，生活應當有規律，注意勞逸結合，適當休息，切忌連續娛樂到午夜。多吃蔬菜、水果，忌吃辛辣食

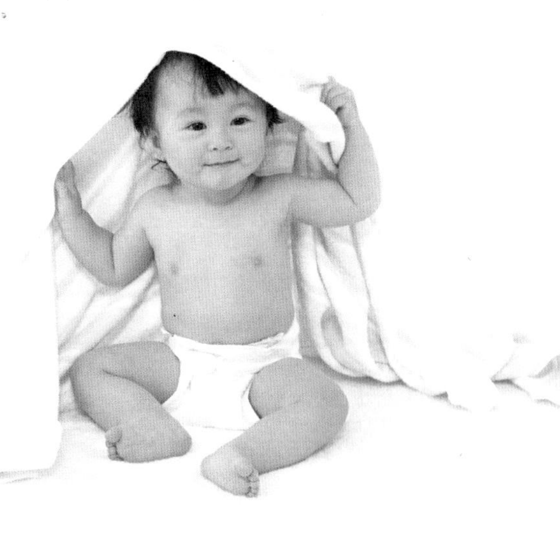

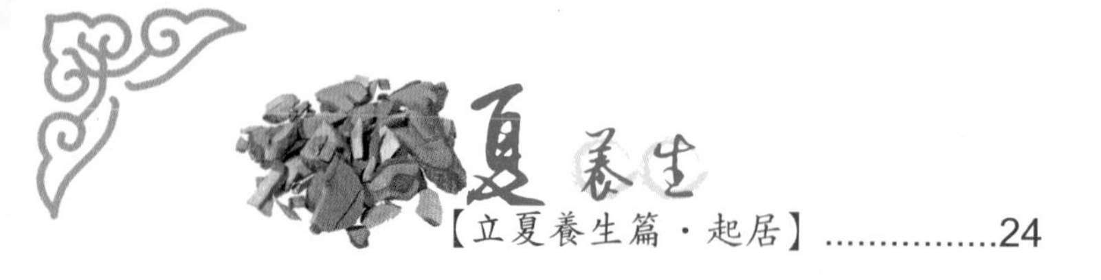

物。多飲水或喝清熱飲料，促進體內「致熱物質」從尿、汗中排泄，達到清火排毒的目的。必要時可在醫生指導下服用一些清火藥物，但對清火藥的使用要慎重，絕不能見了清火藥就吃，這個不管用吃那個，那樣會吃出病來，因此務必遵照醫生辨症施治，對症下藥。

由於夏令天氣炎熱，晝長夜短，晚間睡眠不足，人體經過一個上午的勞動和工作，體力和精力消耗較大，所以午睡對保障身體健康、減少某些疾病的發生也起著關鍵的作用。有研究資料表明，午睡可預防冠心病，對預防心肌梗塞也有積極作用。

一般來說午睡一個小時為宜，因為睡眠的過程分為淺睡和沉睡兩個階段，淺睡階段一般為40至70分鐘，隨著睡眠的加深，人就會進入沉睡階段。如果午睡時間過長，在沉睡階段時，腦部血量減少，呼吸頻率減緩，體內的各種代謝活動也相對減弱。這時，一旦醒來就急忙起床去工作或學習，腦部供血量不足，就會出現短暫的功能性紊亂，使人感到頭昏腦脹。因此，睡醒後要再稍微躺10分鐘才起床為宜。

一些人午睡採用坐姿，即趴在工作台上或教課桌上，是不利於消除疲勞的。因為人體處於睡眠狀態時，全身肌肉鬆弛，血液循環減慢，頭部供血減少，人醒來後，會感到頭暈腦脹、耳鳴、腿軟、視線模糊、面色蒼白等大腦缺血、缺氧症狀，伏在桌上休息，使眼球受壓，眼壓增高，易誘發眼疾。午睡應採取平臥姿勢，才能有益於身心健康。此外，為了保證午睡質量，午餐時不宜飲酒、喝咖啡、濃茶，以免興奮而難以入睡，並且不宜餐後倒頭便睡，應至少活動10分鐘才就寢。

夏日午睡儘管很重要，但卻不是對所有人都有益處。德國醫學家經研究發現：有些人因身體狀況與健康人的差異不適宜午睡。如患有低血壓疾病的人以及血液循環系統有障礙，特別是由於腦血管硬化變窄而經常出現頭暈的人，不適宜午睡。因為午飯後血液彙集到胃部較多，腦部血流較少，相對缺血缺氧。以上兩種人因低血壓和循環障礙對腦部血流缺乏像健康人一樣的調適能力，所以若飯後就午睡，全身血液循環緩慢，腦部就會因血液彙集到胃部而相對缺血

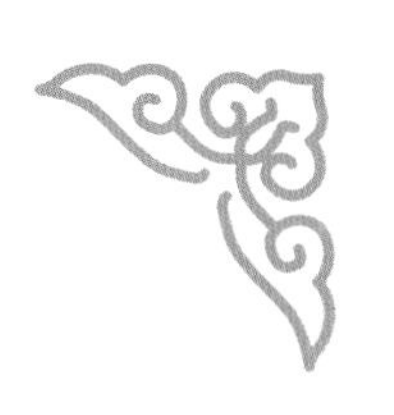

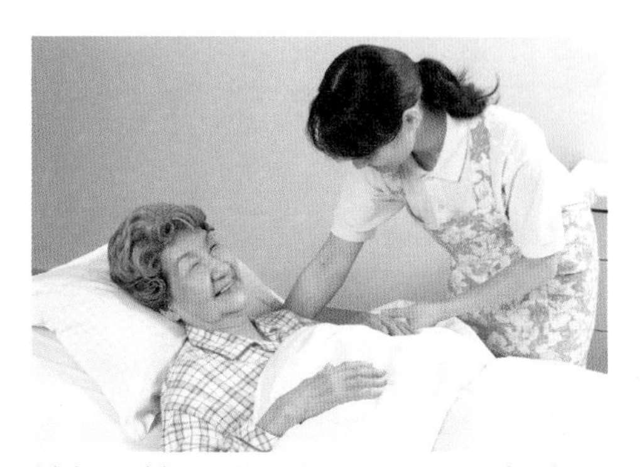

缺氧，結果睡醒後頭暈腦脹，根本沒起到休息的作用。若不午睡而保持日常活動，就可以通過週身迅速的血液循環，將四肢等其他部位的血液「調集」到腦部，彌補腦部缺血。

還有年齡在65歲以上的老人也不宜午睡。因為年齡較大的老人往往發生了動脈硬化，而飯後由於營養的吸收血液黏滯度較高，若再午睡，血流緩慢，這些「有利」因素就給中風的發生提供了條件。體重超過標準20%的肥胖人也不宜午睡，因為飯後午睡正是脂肪儲存的好時機，而飯後適量活動，就可以避免繼續肥胖，所以這類人儘管通過午睡可以恢復體力，但體重一天天的增加卻使身體後患無窮。

夏天到來之前對居室的布置也很重要。首先要全面打掃一下居室，該收的東西（如棉絮、棉衣等）要全部收入櫥內，有條件的話，要調整好影響室內通風的傢具，以保持室內有足夠的自然風。其次要在室內採取必要的遮陽措施，設法減少或避免一些熱源和光照，窗子應掛上淺色窗簾，最好是在窗戶的玻璃上貼一層白紙（或蠟紙）以求涼爽。並且由於白天室外溫度高，因此，如果太陽光強的話，可以從上午9點至下午6點把門窗關好，並拉上淺色窗簾，使室內的空氣得到流動，從而降低室內的溫度。還有就是居室要加強消毒，由於此時病菌繁殖很快，造成腸道傳染病增多和流行，所以居室要經常用適量的消毒液進行消毒。另外，由於傳播病菌的媒體主要是蒼蠅，因此，消滅蒼蠅，也是預防腸道傳染病的重要環節。

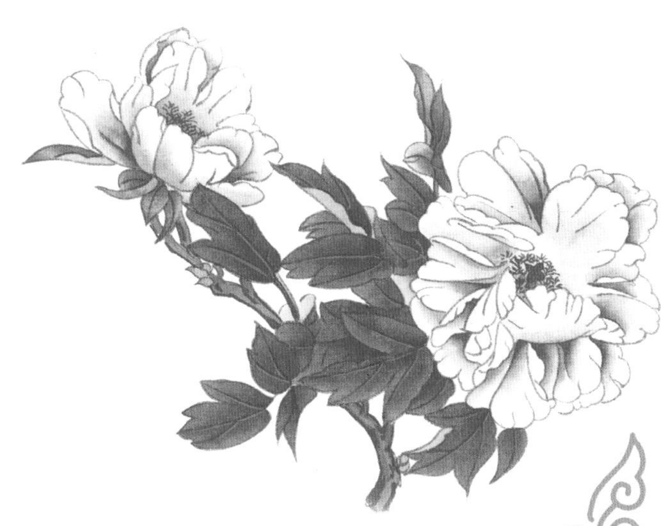

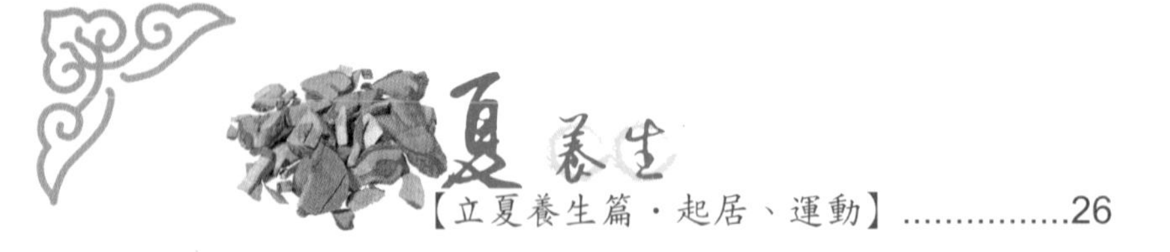

在夏日來臨之際，要順應夏季晝長夜短的特點，及時調整自己的工作計劃和生活節奏，適當地減緩速度，並留有一定餘地。睡好午覺，以保證充足的睡眠。業餘時間聽聽音樂，想想美好的事情，或去公園散步、郊遊，盡可能讓身體和思想獲得充分地放鬆。要節慾守神，善於滿足，以保持樂觀的情緒。注意戒躁戒怒，努力培養自己處事不驚，遇事不亂的心態。要如《內經》所說「更宜調息淨心，常如冰雪在心，炎熱亦於吾心少減，不可以熱為熱，更生熱矣。」做到心靜。

俗話說：「笑一笑，十年少；愁一愁，白了頭。」笑能促進血液循環，運動全身肌肉，並產生深呼吸效果，使血中的氧含量增加。同時，笑可鍛鍊心肺功能，使消化液分泌增多，消化功能增強，並能刺激各種激素的分泌。促進新陳代謝。此外，笑還能振奮精神，消除煩惱，使人放鬆。所以，笑口常開也不失為安度夏季的一劑良藥。

運動

邱處機在《攝生消息論》中說：「夏三月，屬火，生於長養心氣。火旺，味屬苦，火能克金，金屬肺，肺屬辛。當夏飲食之味，宜減苦增辛以養肺，心氣當呵以疏之，噓以順之。故夏三月。欲安其神者，則合忠履孝，輔義安仁；安息火熾，澄和心神；外絕聲色，內薄滋味；可以居高。徹環眺望；早臥早起，無厭於日，順於正陽，以消暑氣，逆之則腎心相爭，水火相剋，火病由此而作矣。」

孫思邈在《攝養論》中說：「四

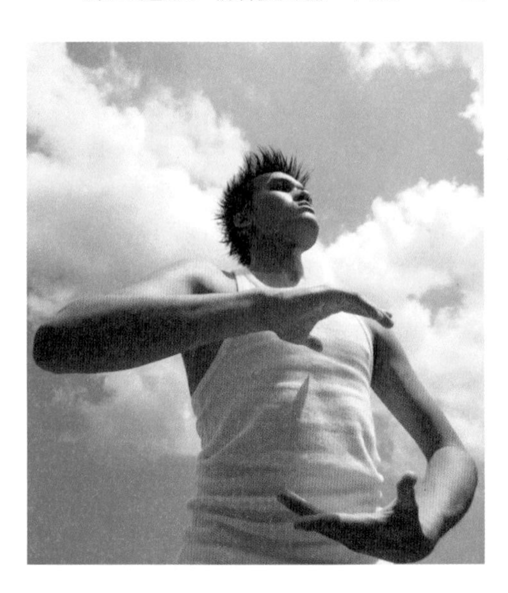

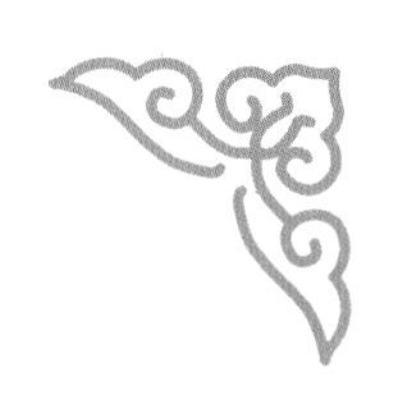

月，肝臟已病，心臟漸壯。宜增酸減苦，補腎助肝，調衛氣。五月，肝臟氣休，心正王。宜減酸增苦，益肝補腎，固密精氣，臥起懼早。六月，肝氣微，脾臟獨王。宜減苦增鹹，節約肥濃，補肝助腎，益筋骨。」

根據以上養生理論，夏日養生之法應當以益肝補腎、養肺澄心為原則，現將適合的功法介紹如下：

一、修養心臟功法

《黃庭遁甲緣身經》中原文：「且夫心者夏之用事也。天地氣交，萬物華結，亥寢丑起，無厭於養，英成實長。夏之德也，逆之則傷心。常以四月、五月、六月弦朔清旦，南面端坐，叩金梁九，漱玄泉三；靜思吸離宮之赤氣，入口三吞之，以補呵之損，植其靈府。開心穴，餌離火，澀玉女，神平體安，衆殃不害，金火不能傷，治神之靈也。」

適應病症：此功法使人在夏天神平體安，增強心臟功能而不傷及肺臟。

具體方法：此功法於農曆四、五、六月的弦朔日的清晨，面朝南方端坐，去除心中雜念，叩齒九次，然後將口中津液鼓漱三次，意念中想南方有紅色氣體從鼻入口中，並將此氣與口中津液一起分三次嚥入丹田。

二、呵字氣決

《黃庭内景五臟六腑補瀉圖》中原文：「治心臟用呵法：以鼻漸長引氣，以口呵之，皆調氣如上，勿另耳聞之；然後呵之。心有病，用大呵三遍，細呵十遍，主心家煩熱，一切損悶疾差止。過度損。」

適應病症：可治心臟各種疾病，去除夏日裡心中的煩熱。此功法適於四、五月行之。

具體方法：此功法大致略同六字養生訣的呵字呼氣法。要求呼吸要緩和深長，以耳中聽不到聲音

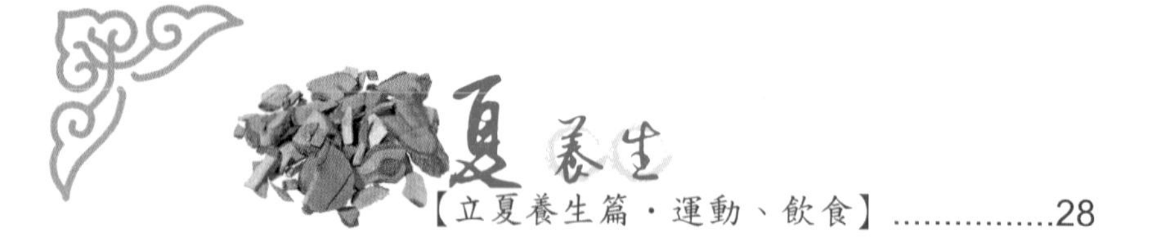

為度。先用力呵氣三遍，然後再全身放鬆，輕輕呵氣十遍。

三、立夏四月節坐功

《遵生八箋》中原文：「運主少陰二氣，時配手厥陰心包絡風木。坐功：每日以寅、卯時，閉息瞑目，反換兩手，抑制掣兩膝，各五七度，叩齒，吐納，咽液。治病：風濕留滯經絡，腫痛，臂肘攣急，腑腫，手心勢，喜笑不休，雜證。」

立夏是夏季的開始，天氣由溫和轉向炎熱，陽氣盛極，萬物旺盛而壯，人體的生理活動更加活躍。本法以「立夏」命名，正是順應這一時令特點而制定的氣功鍛鍊方法，適宜於立夏時節鍛鍊，可於立夏時開始，練至小滿為止。立夏時節人體疾病多表現在手厥陰心包經。手厥陰心包經起於胸中，屬心包，下行，依次絡於上、中、下三焦。其分支從胸中分出，橫行至腋下三寸處，又上抵腋下，沿上肢內側中線入肘，過腕，至掌中，循中指出其端。另有支脈從掌中分出後，沿無名指出其尺側端，交於手少陽三焦經。其主要病症有心悸、心煩、精神失常、胸脅脹滿，上肢痙攣、手心熱、腋腫、面赤、目黃等症。文中所述本法主治病症，大多屬於此，堅持以本功法鍛鍊，有較好的防治作用。

適應病症：因風溼滯留經絡而引起的各種腫痛、肘臂痙攣、胸腹腫脹、手舞足蹈、喜笑難以控制等雜症。

具體方法：每日凌晨三至七點時，靜坐於床上，屏住呼吸閉上眼睛，手心向外，十指交插抱住膝蓋向內用力，膝部向外用力，五至七次，然後牙齒叩動三十六次，調息吐納，津液嚥入丹田九次。

【編按：上焦有心肺系統，中焦屬脾胃系統，下焦指肝腎系統。】

四、呵字補心功

適應病症：治心悸、心絞痛、失眠、健忘、盜汗、口舌糜爛、舌強語塞等心經疾患。

具體方法：呵，讀（ㄏㄜ）。口型為半張，舌頂下齒，舌面下壓。全身放鬆，自然站立，去除心中雜念，緩慢深長地吸氣，然後呼氣念呵字，足大趾輕輕點地；兩手掌心向裡由小

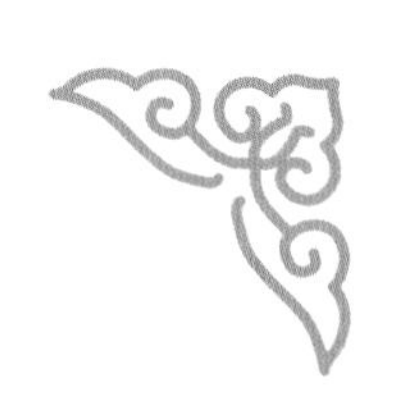

腹前抬起，經體前到至胸部兩乳中間位置向外翻掌，上托至眼部。呼氣盡吸氣時，翻轉手心向面，經面前、胸腹緩緩下落，垂於體側，再行第二次吐字。如此動作六次為一遍，作一次調息。

五、太陽觀想功

適應病症：頭痛、偏頭痛、頭暈、頭昏等症。

具體方法：自然站立，雙腳分開與肩同寬，雙臂自然下垂，掌心朝內側，中指指尖緊貼風市穴，拔頂，舌抵上顎，提肛，淨除心中雜念。全身放鬆，意念觀想兩太陽穴，可促使大腦氣血循環調整大腦的生理機制。

【編按：風市穴位於大腿外側中線上。】

六、站樁排溼功

適應病症：風溼性心臟病，風溼性關節炎。

具體方法：自然站立，雙腳分開與肩同寬，雙臂自然下垂，掌心朝內側，中指指尖緊貼風市穴，拔頂，舌抵上顎，提肛，淨除心中雜念。全身放鬆，兩臂側平上舉至體側90度，手心向前，手指展開自然伸直，意念想十個手指。每次站20分鐘，每天早晚各站一次。

飲食

盛夏酷暑，人體出汗多，需補充水分，以保持機體平衡。人們除用開水外，也常飲些飲料來清暑消渴，清心醒腦，生津除煩。當然，大多數人喜歡冷飲，圖個爽快，但是選用飲料也應因人，同時因地合理享用。目前市場上的飲料主要有糖類、糖鹽類、中草藥類三種，在高溫環境的勞動者宜飲用糖鹽類飲料，氣虛津少的人喝中草藥類飲料為宜。而對於嬰幼兒，中老年體弱者，切不可貪吃冷飲，以免驟冷驟熱，使機體平衡失調。

夏日炎熱，胃腸功能受暑熱刺激相對減弱，為此，保證胃腸功能正常，選用食物滋養補益，抵禦暑熱侵襲，是夏季養生的重要一環。古代醫藥學家李時珍曾提出，食粥一大碗是夏季最佳飲食。如將綠豆、蓮子、荷葉、蘆根、扁豆等加入粳米中一併煮粥，並擱涼後食用，可起到健脾胃、

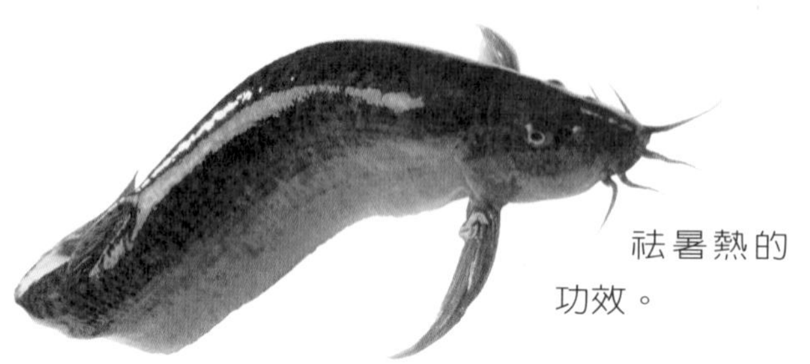

祛暑熱的功效。

泥鰍也是適宜夏季食用的食品。泥鰍的肉質細嫩，味美富於營養，據測定，其含蛋白質高於一般魚、肉類，含胺基酸更高，還含有大量的維生素B1、維生素A和維生素C，也含高鈣等微量元素，被譽為「水中人參」。夏季多食泥鰍，有助於小孩生長發育；老人多食泥鰍，可抵抗血管衰老，對高血壓等心血管病有抑制緩解作用；中醫認為，泥鰍具有補中氣、祛溼邪，泥鰍滑液還有較好的抗菌消炎作用。

夏季裡，蔬菜市場琳琅滿目，其中以黃瓜與番茄最具有保健作用。番茄甜酸適中，烹調涼拌都鮮美可口，且營養豐富，其中含維生素C最多，而且不容易被烹調破壞，據計算，成人每天吃300克左右的番茄，基本可以滿足對維生素和礦物質的需要。番茄也是一種良藥，其中的維生素C對控制和提高身體抗癌能力有明顯作用；中醫認為，番茄有生津止渴、健胃消食的功效。黃瓜纖維素豐富，食之能促進腸蠕動、通利大便和排泄腸內毒素等。另外，吃黃瓜還可以降低血脂，並且鮮黃瓜中的丙醇二酸還具有減肥的作用。

夏季飲食，要注意衛生，不可過食或濫食，否則，會傷害胃腸消化功能，引起消化不良，發生腹瀉等病症。清晨可食蔥頭少許，晚飯宜飲紅酒少量，以暢通氣血。具體到膳食調養中，我們應以低脂、低鹽、多維、清淡為主。

一、食療方

1.荷葉鳳脯

配方：鮮荷葉2張，火腿30克，剔骨雞肉250克，蘑菇50克，玉米粉12克，食鹽、白糖、雞油、紹酒、蔥、薑、胡椒粉、味精、香油各適量。

做法：雞肉、蘑菇均切成薄片，火腿切成10片，蔥切短節，薑切薄片。荷葉洗淨，用開水稍燙一下，去掉蒂梗，切成10塊三角形備用。

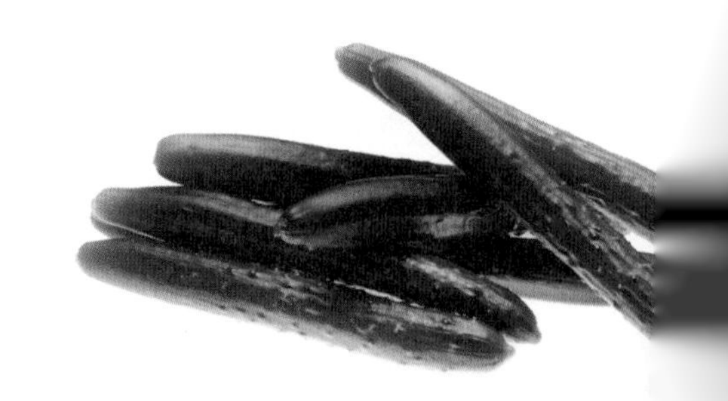

蘑菇用開水焯透撈出，用涼水沖涼。把雞肉、蘑菇一起放入盤內加鹽、味精、白糖、胡椒粉、紹酒、香油、雞油、玉米粉、蔥節、薑片攪拌均勻，然後分放在10片三角形的荷葉上，再各加一片火腿，包成長方形包，放在盤內，上籠蒸約2小時，若放在高壓鍋內只須15分鐘即可。出籠後可將原盤翻於另一乾淨盤內，拆包即可食用。

功效：此方具有清芬養心、升運脾氣之功效。可作為常用補虛之品，尤適宜夏季食補。

2.魚腥草拌萵筍

配方：魚腥草50克，萵筍250克，大蒜、蔥各10克，薑、食鹽、醬油、醋、味精、香油各適量。

做法：魚腥草摘去雜質老根，洗淨切段，用沸水焯後撈出，加食鹽攪拌醃漬待用。萵筍削皮去葉，沖洗乾淨，切成1寸長粗絲，用鹽醃漬瀝水待用。蔥、薑、蒜擇洗後切成蔥花、薑末、蒜米待用。將萵筍絲、魚腥草放在盤內，加入醬油、味精、醋、蔥花、薑末、蒜米攪拌均勻，淋上香油即成。

功效：此方具有清熱解毒、利溼祛痰之功效。對肺熱咳嗽、痰多黏稠、小便黃少熱痛等症，均有較好的療效。

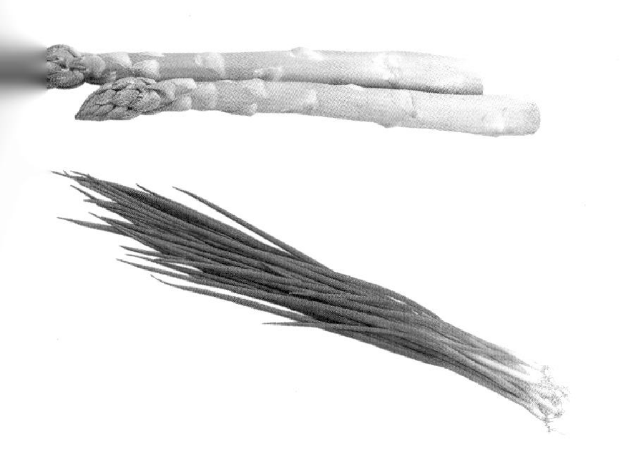

3.桂圓粥

配方：桂圓25克，粳米100克，白糖少許。

做法：將桂圓同粳米共入鍋中，加適量的水，熬煮成粥，調入白糖即成。

功效：此方具有補益心脾、養血安神之功效。尤其適用於勞傷心脾、思慮過度、身體瘦弱、健忘失慮、月經補調等症。

按注：喝桂圓粥忌飲酒、濃茶、咖啡等物。

4.美顏茶

配方：青果、龍眼肉各5克，枸杞子6克冰糖適量。

做法：將青果、龍眼肉、枸杞子加

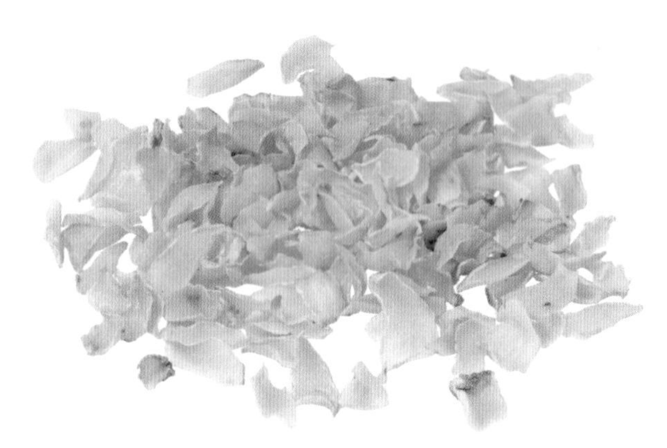

冰糖，用沸水沖泡，代茶飲。

功效：此方具有美容功效，主治顏面無容、皮膚易老。

5.豬脂薑酒飲

配方：豬脂、生薑各30克，黃酒60克。

做法：將生薑水煎取汁，加入豬油、黃酒，文火煮沸至約一小碗。

服法：分三次溫服，每日一劑。

功效：此方具有美容功效，主治體虛、皮膚枯槁無光澤。

6.百合杏仁粥

配方：糯米60克，杏仁30克，鮮百合60克，白糖和蜂蜜各適量。

做法：淘洗糯米，並浸泡2小時。杏仁用溫水浸溼去皮。鮮白合掰開花瓣，焯水後洗去皮膜。糯米、杏仁放入鍋內，注入適量清水，置旺火上至煮沸，改用文火熬煮，待粥熟後加入百合，再煮至粥稠後調入白糖，起鍋待涼時調入蜂蜜，即可食之。

功效：此方具有顧護肺陰、安神保健之功效。

按注：百合性平味甘微苦，含澱粉、蛋白質、維生素等，具有潤肺止咳、清心安神的作用。杏仁苦溫，具有潤肺止咳的作用。

7.薏苡百合粥

配方：薏苡仁50克，百合10克，白糖或蜂蜜各適量。

做法：洗淨薏苡仁、百合，加適量水微火煮1小時即可，也可加白糖蜂蜜調食之。

功效：此方具有精肺去溼之功效，主治雀斑、痤瘡、溼疹。

8.荷葉綠豆粥

配方：粳米100克，綠豆50克，鮮荷葉兩張，冰糖適量。

做法：粳米、綠豆淘洗乾淨。鮮荷葉洗淨、撕碎。荷葉放入鍋內，注入適量清水，置旺火上熬至湯呈綠色後，撈去荷葉，加入粳米、綠豆煮至沸，改用文火熬煮至粥稠後，調入冰糖即可食之。

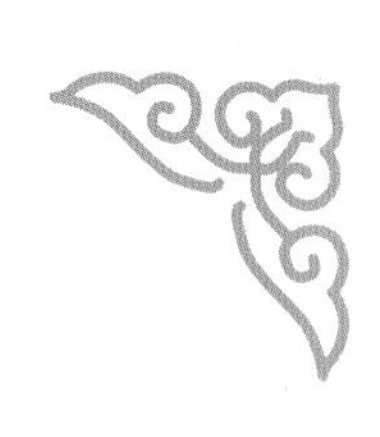

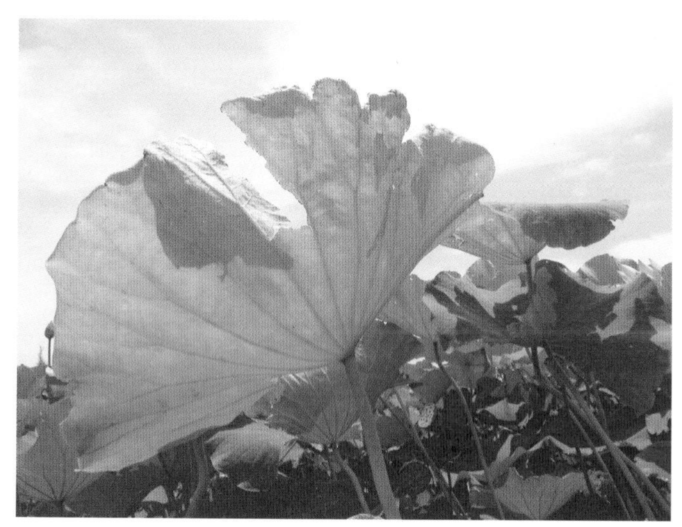

功效：此方具有清暑利溼、生津止渴、健脾益腎之功效。

藥方

一、黃褐斑簡便療法

黃褐斑是一種常見的色素沉著性皮膚病，又稱妊娠斑或蝴蝶斑，多見於育齡期婦女，是體內疾病在面部的一種外在表現，主要臨床表現為鼻樑兩側、兩頰或前額可見深褐色成片斑塊，嚴重影響患者的外形美觀。現代醫學認為本病常與消化道疾病、肝腎疾病、骨盆腔炎、內分泌失調、妊娠等因素有關，長期服用避孕藥也可發生。一般青春期後發病率增加，女性尤為常見。

中醫認為本病由七情內傷、肝鬱氣滯，或腎氣不足、氣血瘀阻，以致氣機紊亂、氣血失和、臟腑功能紊亂，面部失去氣血榮潤，濁氣停留而成。在中醫文獻中多列入「面上雜病」、「面塵」、「黧黑斑」、「肝斑」之類，治療方法甚多，現介紹幾種簡便易行之法，患者不妨一試。

1.五白消斑膏

配方：白芨、白附子、白芷各6克，白蘞、白丁香各4.5克，密佗僧3克。

做法：上述藥材共研細末，每次用少許藥末放入雞蛋清調成稀膏。

用法：晚睡前先用溫水浴面，然後將此膏塗於斑處，晨起洗淨。

功效：主治面部色斑。

2.退斑湯

配方：生地、熟地、當歸各12克，

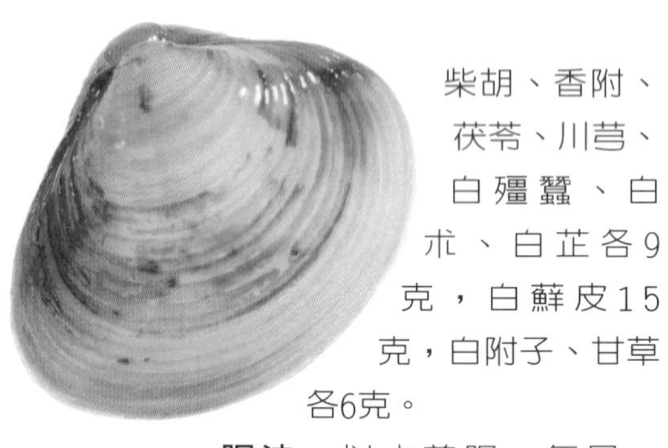

柴胡、香附、茯苓、川芎、白殭蠶、白朮、白芷各9克，白蘚皮15克，白附子、甘草各6克。

服法：以水煎服，每日一劑，或製為水丸，每次6克，每日三次。

功效：治療黃褐斑效好。

3.紫草洗方

配方：紫草30克，茜草、白芷各10克，赤芍、蘇木、紅花、厚樸、絲瓜絡、木通各15克。

用法：加水2000至2500毫升，煮沸15至20分鐘，外洗、溼敷。

功效：對肝斑、中毒性黑皮病及面部繼發性色素沉著療效良好。

4.化斑通絡湯

配方：丹皮、川芎、桃仁、紅花、白殭蠶、白芷、鬱金各12克，赤芍、白蒺藜各15克，柴胡6克。

服法：以水煎服，每日一劑。一般用藥二十餘劑，即可見效。

二、神經性皮炎(牛皮癬)

1.金針絲瓜燉蚌肉

配方：蚌肉30克，金針菜15克，絲瓜絡10克，食鹽適量。

做法：把蚌肉洗淨，與金針菜、絲瓜絡共同煎湯，調味後服食。

服法：每日一劑，連服十至十二劑。

功效：神經性皮炎。

2.芹菜燉豆腐

配方：芹菜20克，豆腐30克，精鹽適量。

做法：將芹菜洗淨切碎，與豆腐一

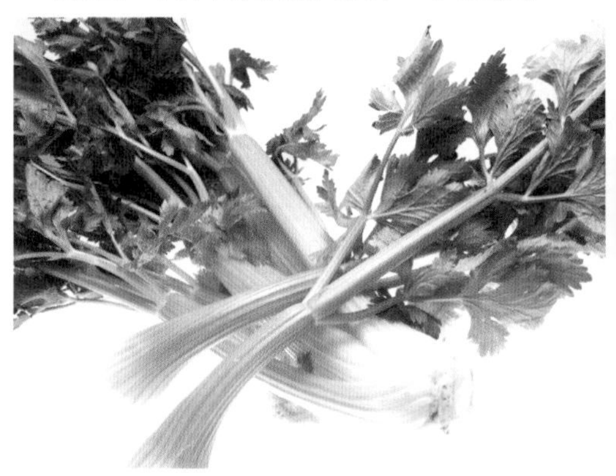

起燉熟，加精鹽調味。

服法：作為菜食，每日一劑，連用2個月。

功效：神經性皮炎。

3.髮菜棗燉鴿

配方：鴿子1隻，紅棗15枚，髮菜10

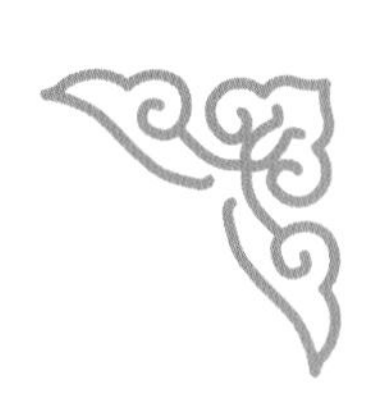

克，鹽、味精各適量。

做法：把鴿子洗淨，與紅棗、髮菜一起，加水燉至鴿肉酥爛，調味即成。

服法：飲湯，吃鴿肉、紅棗。

功效：牛皮癬。

4.海帶煮豬排

配方：豬排骨250克，海帶100克。

做法：將海帶洗淨切絲，與豬排骨一同加水煮至爛熟，加食鹽調味。

服法：飲湯，吃排骨、海帶。

功效：牛皮癬。

房事

進入夏季，按照我國古代的房事養生原則，便應該開始適當控制性交次數了。因為天氣日漸炎熱，需要強健的身體才能適應這種氣候，從而抵禦各種病害的侵襲。

古人認為夏季應當半個月一洩精。古人所說的洩精與性交不是一回事，因為古人認為性生活應當是多交少洩的。可是現在由於工作壓力大或是擾亂心神的事情太多，不要說交而不洩，就連不交而洩也大有人在。所以，一進入夏季，首要任務便是要加強固精的修煉。在此向大家介紹古人的固精祕訣，希望能對大家有用。

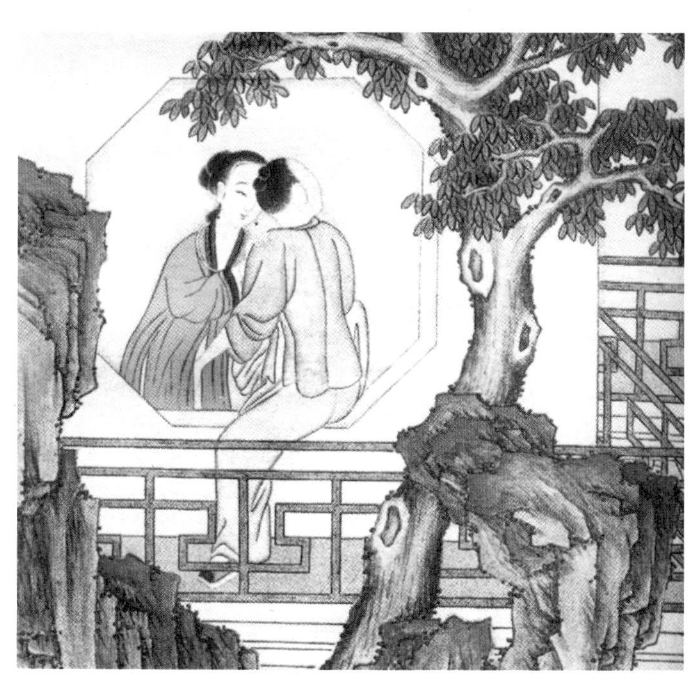

此法名為「金丹祕訣」，《勿藥元詮》中記錄原文如下：「一擦一兜，左右換手，九九之功，真陽不走。戌亥二時，陰旺陽衰之候，一手兜外腎，一手擦臍下，左右換手，各八十一，半月精固，久

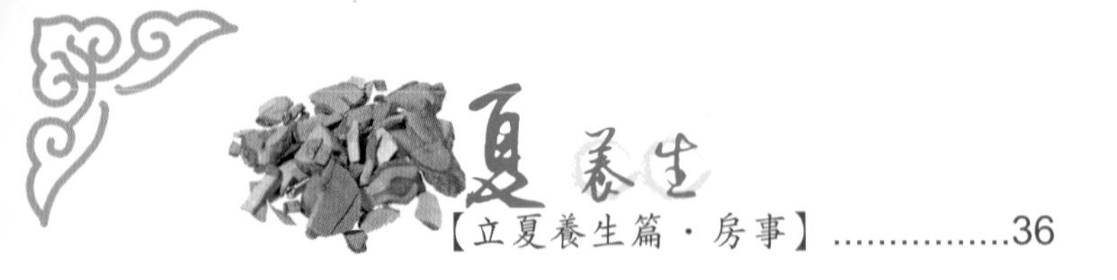

而彌佳。」歌訣中所說的意思是，一隻手兜住陰囊另一隻手摩擦，左右手交換各摩擦八十一回，可以使真陽不走，起到固精的作用。此法應當晚上九點至夜裡一點練習，因為此時是陰氣旺盛陽氣衰弱的時候，此時用一隻手兜住陰囊從下往上摩擦，另一隻手從肚臍往下摩擦，左右手交換，分別做八十一次，半個月便可以起到固精的作用，時間長了則效果會更好。

這一方法對治療陽痿、早洩很有效果。另外，對於陰莖短小之人，也有改善之功效，一般經常摩擦後，可使陰莖變大。所以，這一方法在醫學上治療男性疾病可廣泛應用，是十分簡便而實用的。

第二篇
小滿養生篇

【節氣諺語】

立夏小滿雨水相趕。

小滿櫃，芒種穗。

小滿甲子庚辰日，寄生蝗蟲損稻禾。

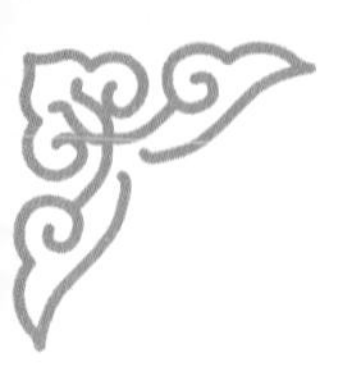

風俗

小滿時斗指甲，太陽黃經為60度，時値陽曆5月21日前後。從小滿開始，許多夏收作物已經結果、籽粒飽滿，但尚未成熟，所以叫小滿。小滿有「大落大滿，小落小滿」之諺語。「落」是下雨的意思，雨水愈豐沛，將來愈是大豐收。

此時，鄉村閒人少了，農民正忙於加強田間的追肥與灌溉工作。農諺曰：「小滿甲子庚辰日，寄生蝗蟲損稻禾。」這是提醒農民注意蟲害的防治，如果小滿這日正逢甲子或庚辰的日子，則噴撒農藥治蟲便顯得尤其重要。除此之外，亦是梅雨季節的開始，故農民也應疏通渠道、清理雜草穢物，以免耕地排水不良造成農作物損失。

七十二候中小滿三候為：「一候苦菜秀；二候靡草死；三候麥秋至。」是說小滿節氣中，先是可以看到苦菜已經枝葉繁茂，並且可以採食了；接著是喜陰的一些枝條細軟的草類，在強烈的陽光下開始枯死；然後是麥子已經成熟可以收割了。此節氣在八卦中處於「乾」卦，卦象中六個

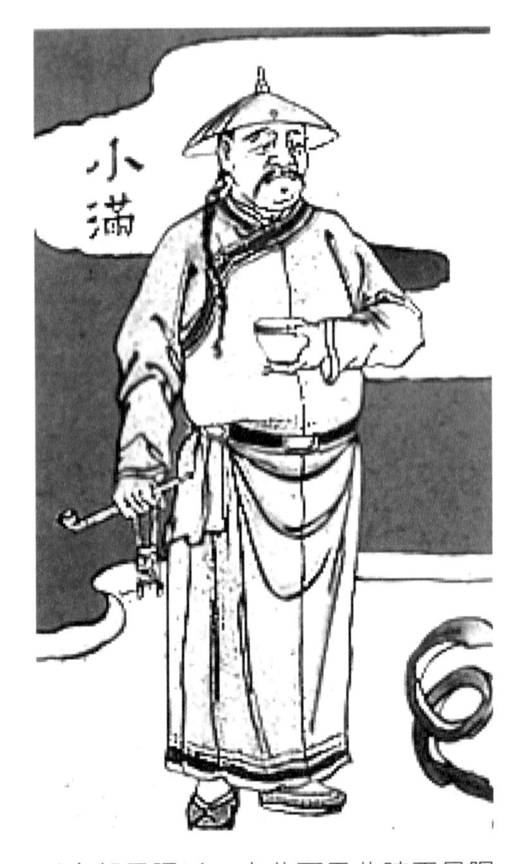

爻全部是陽爻，由此可見此時正是陽盛至極的時期，所以在潮溼季節生長的草類，在此時被太陽的熱能所蒸烤而枯死。而各種藥草卻不同於靡草，正是生長旺盛的時期，由於此時易分別各種草藥的特徵，而易於採集，所以這時也是採集藥草的大好時機。此時風光，正可謂「梅子金黃杏子肥，榴花似火，桃李新熟，蜓立荷角，作物旺盛，欣欣向榮」。

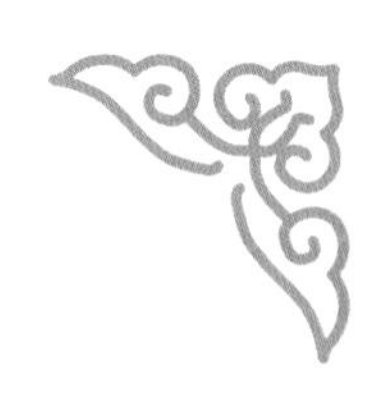

二十四節氣的神像中，只有小滿神全身「滿清人」打扮，大概是取「滿」字的意思吧！

小滿前後的民俗節慶，在台灣南北各有不同。南部最大的是王爺廟（台南縣北門鄉南鯤鯓代天府）之李王爺誕辰大典，相傳明太祖曾派遣進士赴南洋宣揚威名，卻不幸在台灣海峽遭遇海難而喪命，後來這些進士常在海上顯靈，明太祖得知此事，下令建造「王船」，並於船內供奉進士們靈位，再送入大海以表「代天巡狩」，傳到後世，每逢此時沿海的王爺廟要舉行慶典大祭，建醮造王船，再送王船出海，以求禳災去瘟。北部是神農大帝生日，神農大帝就是傳說中的神農氏，也叫五穀王，因曾教民務農，又嚐百草為人治病，而受後世崇奉。

小滿節相傳為蠶神誕辰，所以在這一天，以養蠶稱著的江浙一帶也很熱鬧。小滿節時值初夏，蠶繭結成，正待採摘繅絲，栽桑養蠶是江南農村的傳統副業，家蠶全身是寶，及鄉民的家食之源，人們對它充滿期待的感激之情。於是這個節日便充滿著濃郁的絲綢民俗風情。

據記載，清道光七年（1827年），江南盛澤絲業公所興建了先蠶祠，祠內專門築了戲樓，樓側設廂樓（相當於劇院之包廂），台下石板廣場可容萬人觀劇。小滿前後三天由絲業公所出資，筵請各班登台唱大戲，不過演戲也有個行業忌諱，即是不能上演帶有私生子和死人的情節的戲文，因為「私」和「死」都是「絲」的諧音，以故三天所演的戲目都是絲業公所董事們反覆斟酌點定的祥瑞戲，討個吉利。

起居

小滿節氣中氣溫明顯增高，雨量增多，下雨後，氣溫會下降，所以這一節氣中，要注意氣溫變化大，雨後要添加衣服，不要著涼受風而患感冒。又由於天氣多雨潮溼，所以如果起居不當必將引發蕁麻疹、風溼症、汗斑、溼疹、香港腳、皮膚病等病症。

夏天天氣悶熱潮溼，正是皮膚病發作的季節。《金匱要略・中風歷節篇》中說：「邪氣中經，則身癢而癮

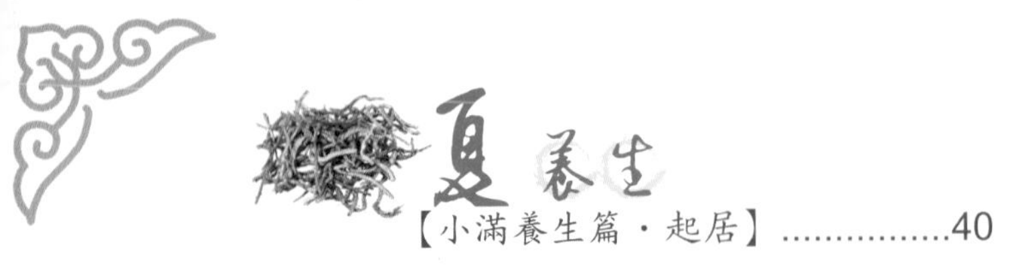

疹。」可見古代醫學家對此早已有所認識。此病病因不外乎三點：

◎溼鬱肌膚，復感風熱或風寒，與溼相博，鬱於肌膚皮毛腠理之間而發病。

◎由於腸胃積熱，復感風邪，內不得疏洩，外不得透達，鬱於皮毛腠理之間而來。

◎與身體素質有關，吃魚、蝦、蟹等食物過敏導致脾胃不和，蘊溼生熱，鬱於肌膚發為本病。

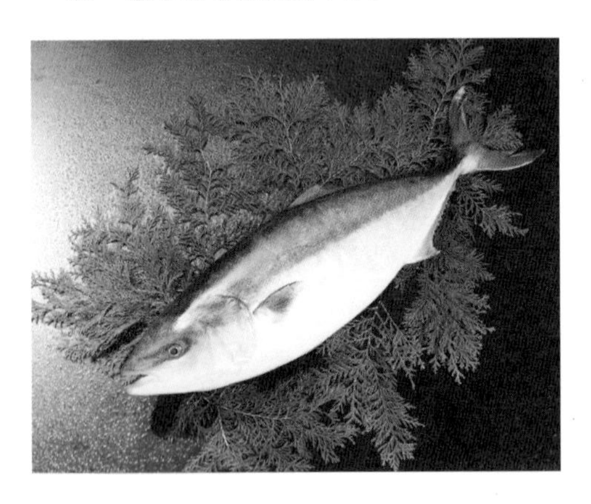

蕁麻疹可發生於身體的任何部位，發病迅速，皮膚上會突然出現大小不等的皮疹，或成塊成片，或呈丘疹樣，此起彼伏，疏密不一，並伴有皮膚異常瘙癢，隨氣候冷熱而減輕或加劇。當我們了解發病的機理後，就可以加以預防和治療。

就汗斑而言，很多人的衣服在夏天常常是溼了又乾、乾了又溼，如此一來，就成了汗斑上身的好環境。在不知不覺當中，很多人會發現身體上有一塊塊白斑，或眉毛好像變得稀疏，這時候趕快去看皮膚科醫師。

至於愛穿緊身衣褲的帥哥辣妹，可得千萬小心溼疹的現象，免得衣服把敏感部位的肌膚弄得紅通通的。

癢起來要人命的香港腳，也不要拖了，應該盡早去看醫師，否則變成灰指甲就麻煩了。

汗斑、溼疹、香港腳都是需要耐心和毅力的麻煩病，要治好病只有一個原則，找專業的皮膚科醫師，並且乖乖地擦藥，這樣的夏天才會過得舒爽又美麗。

日曬傷又稱曬斑，也是在夏天易患的皮膚病。主要是由於強烈日光照射後引起的局部急性紅斑，屬水腫性皮膚炎症。多見於日曬後4至6小時出現皮損，至12至24小時達到高峰，表現為暴露部位的皮膚出現界線鮮明的紅斑、水腫。日曬傷範圍廣且嚴重者可出現發熱、心悸、頭痛、噁心、嘔

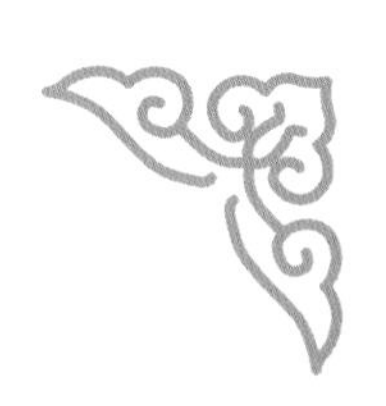

吐等全身症狀。輕者紅斑於一至二日逐漸消退，遺留脫屑和色素沉著。對日曬傷廣泛而嚴重的病例可遵醫師處方擦藥治療，局部治療可用冷（溼）敷。對此病的預防，主要是要經常參加戶外活動，增強皮膚對日曬的耐受性。對日光耐受低的人應當避免過度烈日曝曬，外出時注意適當遮陽，戴寬邊帽，穿淺色長袖衣褲，外塗防曬劑。

隨著天氣不斷變熱，人們往往喜愛用冷飲消暑降溫，這無可非議。但冷飲過量會導致一些疾病，應以予重視。一般常見病症是腹痛，特別是小孩腹痛。由於小兒消化系統發育尚未健全，過多進食冷飲後，使胃腸道驟然受涼，刺激了胃腸黏膜及神經末梢，引起胃腸不規則的收縮，從而導致腹瀉。

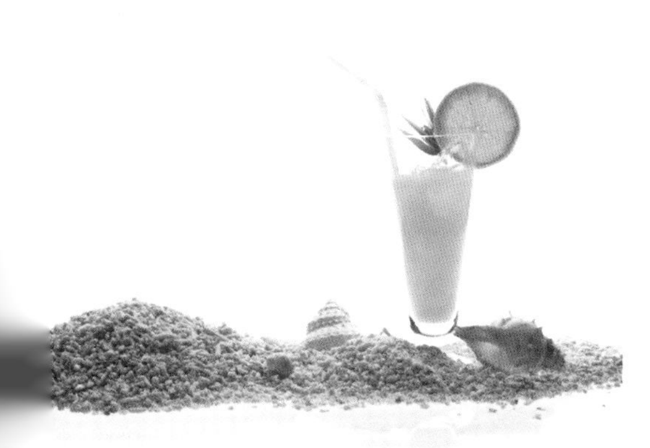

冷飲過量引起頭痛也是一種常見的症狀，有些人會發生劇烈頭痛，這可能是人體的三叉神經支配著口腔、牙齒及面部、頭皮等部位的感覺，對冷的刺激較敏感的人，冷飲入口後，對分布在口腔內的三叉神經造成刺激並反射到頭面部，就引起太陽穴部位的疼痛。

還有些人多吃冷飲可使咽部發炎，這是由於人的咽喉部黏膜的血管多，當冷飲通過時，黏膜遇冷收縮，血流變少，咽部抵抗力降低，則使隱藏在咽部等口腔裡的病菌趁機活躍，引起嗓子發炎、疼痛，甚至可誘發喉痙攣。此外，有些患有慢性支氣管炎的病人若吃過量冷飲，就會引起支氣管黏膜下血管的收縮，可導致支氣管炎急性發作。所以從此節氣開始，對冷飲一定要有所控制，不可過量飲用。

要想健康地安度苦夏，積極進行運動健身，提高身體素質也是很有心要的。古人認為身體強健的人可以「寒暑不侵」，可見我國古代養生學的重要思想，便是通過提高身體素質而適應各種不同的氣候，杜絕疾病的發生，從而得到不老之體。可是夏季

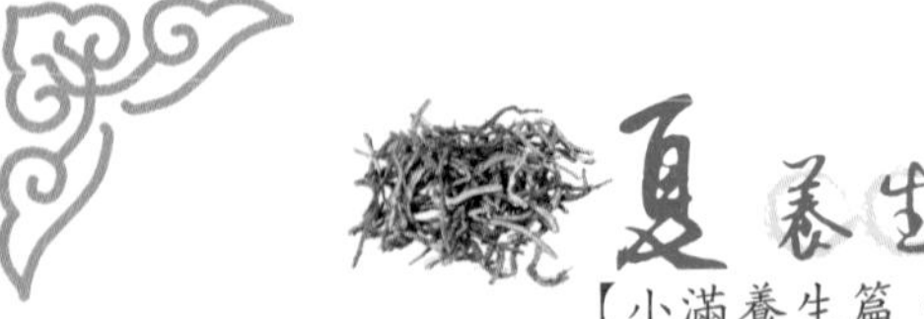

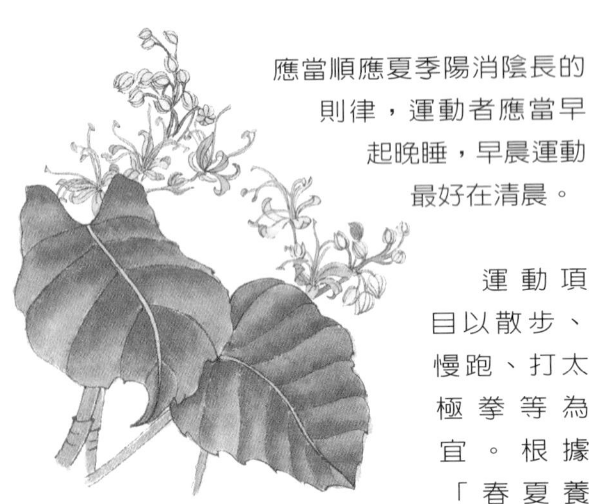

應當順應夏季陽消陰長的則律，運動者應當早起晚睡，早晨運動最好在清晨。

運動項目以散步、慢跑、打太極拳等為宜。根據「春夏養陽」的原則，不宜做過於劇烈的運動，因為劇烈運動可致大汗淋漓，不但傷陰，也傷陽氣，應當以剛出汗為度。避免在11至16點炎熱的時間裡運動，減少外界的高溫直接輻射在身體上。室外運動時要戴遮陽的白帽，穿著白色或淡色、透氣性能好、質地柔軟及寬鬆、整潔的運動服。在運動過程中要增加間歇次數，每次10至15分鐘，並設法在陰涼、安靜處休息，運動時間不宜過長，每次30至40分鐘。在間歇時，可飲淡鹽水或清涼退暑飲料（綠豆湯、果汁、金銀花水等）。鍛鍊後，應立即用溫水洗澡；浴後，進行5至6分鐘自我按摩，並躺下歇息片刻，達到消除疲勞的效果。

運動

一、小滿四月坐功

《遵生八箋》中原文如下：「運主少陽三氣。時配手厥陰心包絡風木。坐功：每日寅、卯時，正坐，一手舉托，一手拄按，左右各三五度，叩齒，吐納，咽液。治病：肺腑蘊滯邪毒，胸脅支滿，心中大動，面赤，鼻赤，目黃，心煩作痛，掌中熱，諸痛。」

小滿時夏熟作物籽粒已開始飽滿，但還未成熟，所以稱之為小滿。就人體來說，生理功能加強，新陳代謝旺盛。本法以「小滿」命名，正是順這一時令特定而制定的氣功鍛鍊方法，適宜於小滿時節鍛鍊，可於小滿開始，練至芒種為止。暑為夏令主氣，在時為夏，在六氣為暑，在臟為心。故本文主治面赤、心煩、心中動、掌中熱，即屬此類。又心火盛易克伐肺金，故有胸脅支滿、鼻赤等肺的病症。採用此法鍛鍊，有利於這些病症的預防和治療。

適應病症：肺臟邪毒積滯引起胸脅脹滿、心顫心慌、面紅鼻赤，眼珠

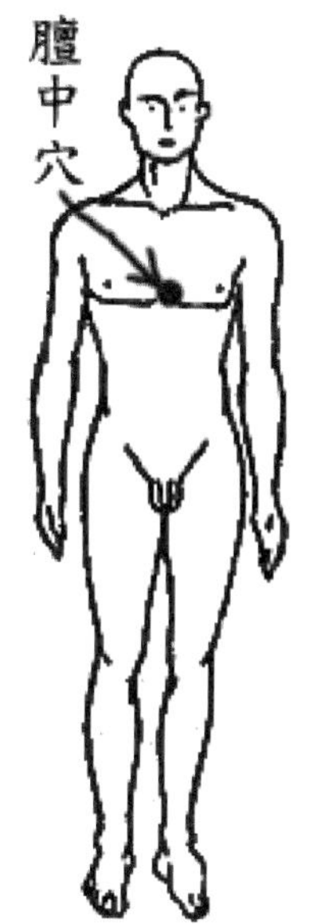

發黃、心煩心痛，掌心發熱等病症。

具體方法：每日凌晨三至七點時，正坐，一手手心向上用力托舉，一手手心向下，用力下按，各三至五次，然後牙齒叩動三十六次，調息吐納，津液嚥入丹田九次。

二、膻中觀想功

適應病症：心肌炎、肺炎、咽喉炎、氣管炎等。

具體方法：自然站立，雙腳分開與肩同寬，雙臂自然下垂，掌心朝內側，中指指尖緊貼風市穴，拔頂，舌抵上顎，提肛，淨除心中雜念。全身放鬆，意念觀想兩乳之間的膻中穴，久觀此穴可貫通陰陽，連接上下。每次觀想20分鐘，每天早晚各做一次。

三、治低血壓功

適應病症：此功久練能使低血壓回升。

具體方法：分兩種練法。

◎雙腿併攏站立，雙臂自然垂下，兩掌心貼近股骨外側，中指指尖緊貼風市穴，拔頂，舌抵上顎，去除心中雜念。兩眼輕閉，屈肘兩手慢慢抬起，兩手心對正兩乳，與兩乳相距離10公分左右，意念由兩手心射出兩道白光，射入兩乳內，由腹部上來兩股氣流在兩乳內與白光相接，每次練20分鐘左右，練畢自然收功。

◎自然站立，雙腳分開與肩同寬，雙臂自然下垂，掌心朝內側，中指指尖緊貼風市穴，拔頂，舌抵上顎，提肛，淨除心中雜念。全身放鬆，兩臂側平舉，好似在水內游泳，撩水到頭頂。兩手由頭頂經面部下按至兩乳停止，手心轉向內對正兩乳。相距10公分左右，意念手心兩道白光直照射兩乳內部，由小腹向上兩股氣流與白光相接，每次站20分鐘，功畢，兩手放下自然收功。

四、肩井觀想功

適應病症：五十肩、肩周炎、肩痛及肩關節骨質增生等症。

具體方法：自然站立，雙腳分開與肩同寬，雙臂自然下垂，掌心朝內

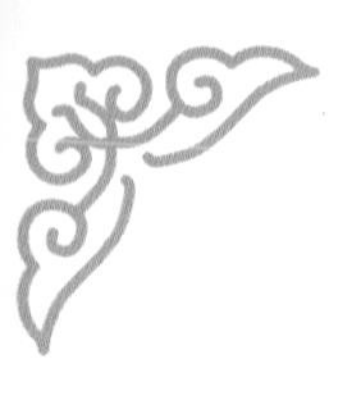

側，中指指尖緊貼風市穴，拔頂，舌抵上顎，提肛，淨除心中雜念。全身放鬆，意念觀想肩井穴，可增加氣血對上肢部位的作用，加強上肢生理功能，每次觀想20分鐘，每日早晚各站樁，全身放鬆，觀想一次。

五、脊椎運動功

適應病症：可增強脊神經的功能，中樞神經包括腦神經和脊神經。腦神經有12對，脊神經有31對（包括頸脊椎神經8對，胸脊椎神經12對，腰脊椎神經5對，薦脊椎神經5對，尾骨脊椎神經1對）。脊神經可以支配軀幹及四肢、全身大部分骨骼肌的運動、大部分內臟的活動，脊神經後根可增強感覺傳導，活躍內臟和軀幹功能。對頸椎病、腰肌勞損、腰背疼痛有特效。

具體方法：預備式站式，兩眼平視，兩掌轉至兩大腿前面，含胸實腹，屈膝蹲身，溜臀部，頭向前微低，兩掌心摸到膝蓋為止。身體慢慢直立，挺胸仰頭使脊椎向後彎。蹲身手摸到膝蓋低頭，直身挺胸仰頭為一次。共坐36次。

六、灸奪命穴功

適應病症：治丹毒。

具體方法：站、坐均可，用艾卷灸奪命穴，灸十分鐘，丹毒立即轉色，每天分早晚灸兩次。

【編按：奪命穴位置位於肩髃穴（在肩膀末端處）與肘部尺澤穴（在肘內側彎曲時的凹陷中）連線中點。】

飲食

由於此節氣是皮膚病的易發期，所以飲食調養宜以清爽清淡的素食為主，常吃具有清利溼熱作用的食物，如紅豆、薏苡仁、綠豆、冬瓜、絲瓜、黃瓜、黃花菜、水芹、荸薺、黑木耳、藕、胡蘿蔔、番茄、西瓜、山藥、鯽魚、草魚、鴨肉等；忌食高粱厚味、甘肥滋膩、生溼助溼的食物，如動物脂肪、海腥魚類、酸澀辛辣、

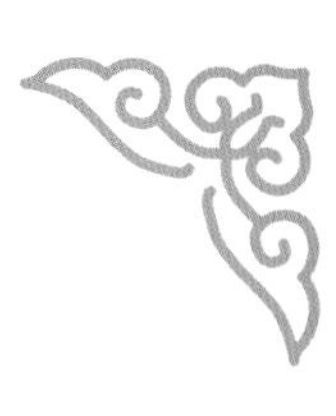

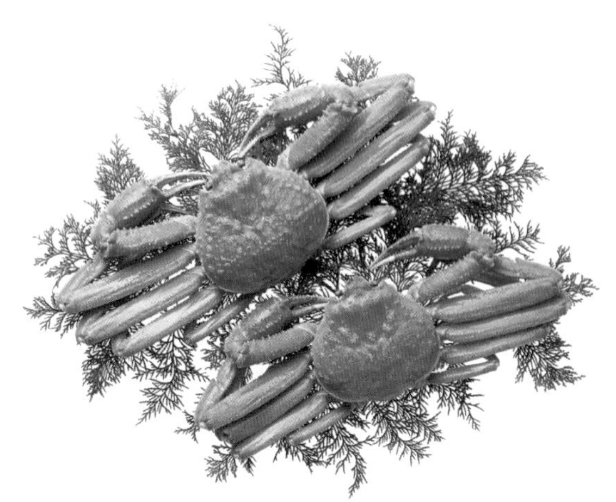

性屬溫熱助火之品及油煎熏烤之物，如生蔥、生蒜、生薑、芥末、胡椒、辣椒、茴香、桂皮、韭菜、茄子、蘑菇、海魚、蝦、蟹、牛、羊、鵝等。

一、食療方

1.芹菜拌豆腐

配方：芹菜150克，豆腐1塊，食鹽、味精、香油少許。

做法：芹菜切成小段，豆腐切成小方丁，均用開水焯一下，撈出後用涼開水冷卻，去水待用。將芹菜和豆腐攪拌，加入食鹽、味精、香油攪拌均勻即成。

功效：此方具有平肝清火、利溼解毒之功效。清涼適口，是適宜夏令食用的菜餚。

2.冬瓜草魚煲

配方：冬瓜500克，草魚250克，食鹽、味精、植物油適量。

做法：冬瓜去皮，洗淨切成三角塊。草魚剖淨，留尾洗淨待用。先用油將草魚（帶尾）煎至金黃色，取沙鍋一個，其內放入清水適量，把魚、冬瓜一同放入沙鍋內，先武火燒開後，改用文火燉至2小時左右，湯見白色，加入食鹽、味精調味即可食用。

功效：此方具有平肝、祛風、利溼、除熱之功效。

3.青椒炒鴨塊

配方：青椒150克，鴨胸肉200克，雞蛋1個，黃酒、鹽、太白粉、鮮湯、味精、植物油各適量。

做法：鴨胸肉劈成2寸長、6分寬

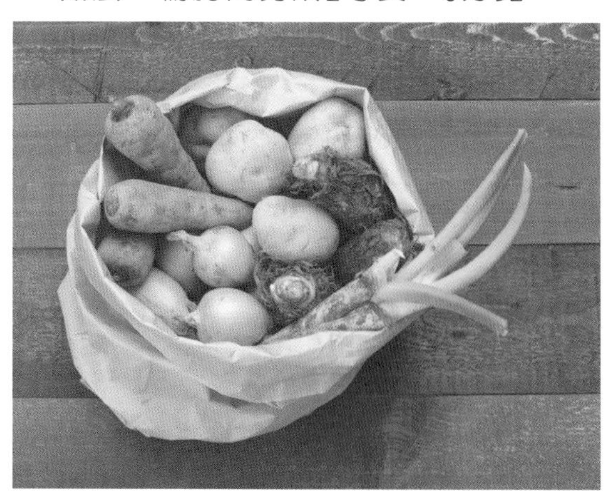

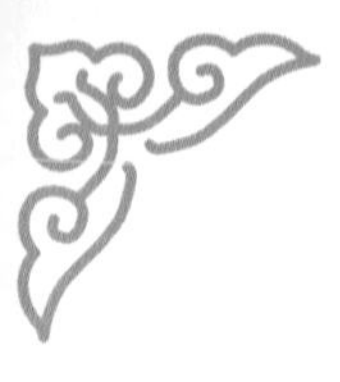

的薄片，用清水洗淨後瀝乾。將雞蛋取清與和水太白粉、鹽攪勻，與鴨片一起拌勻上漿。青椒去籽、去蒂，洗淨後切片。鍋燒熱後加油燒至四成熱，將鴨片下鍋，用勺劃散，炒至八成熟時，放入青椒，待鴨片炒熟倒入漏勺瀝油。鍋內留少許油，加入鹽、酒、鮮湯，燒至滾開後，再將鴨片、青椒倒入，用太白粉勾芡，翻炒幾下，裝盤即成。

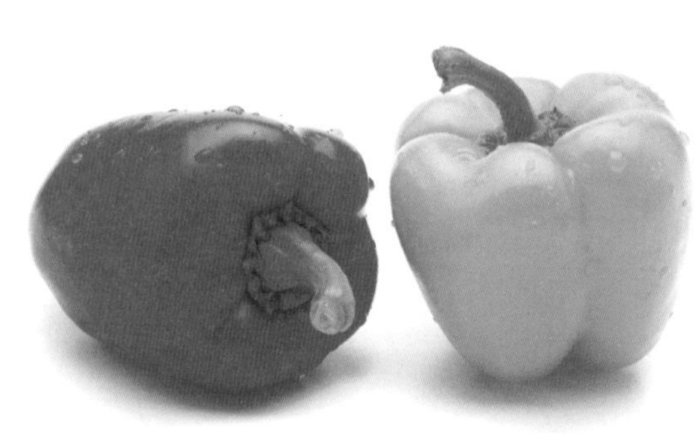

功效：此方具有溫中健脾、利水消腫之功效。

4.荸薺冰糖藕羹

配方：荸薺250克，藕150克，冰糖適量。

做法：荸薺洗淨去皮，藕洗淨切小塊。沙鍋加水適量，將荸薺、藕同入鍋內文火煮燉20分鐘時，加入冰糖再燉10分鐘，起鍋即可食用。

功效：此方具有清熱利溼、健脾開胃、止瀉固精之功效。

5.綠豆海帶湯

配方：綠豆30克，海帶20克，魚腥草15克，白糖適量。

做法：洗淨綠豆、海帶，同魚腥草放鍋內加水煎湯。

服法：飲湯吃海帶、綠豆，每日一劑，連用一週。

功效：此方可治療皮膚溼疹。

6.馬鈴薯粥

配方：馬鈴薯100克，米100克，桂花100克，白糖100克。

做法：將馬鈴薯削洗乾淨，切成小塊。洗淨米，放入鍋內，加適量水煎煮，燒沸後加入馬鈴薯熬煮成粥，然後再調入桂花、白糖。

服法：作早餐頓食。每日一劑，連用十日。

功效：此方可治療皮膚溼疹。

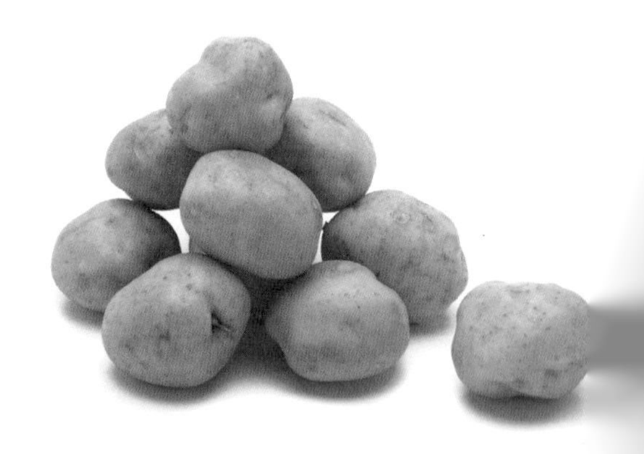

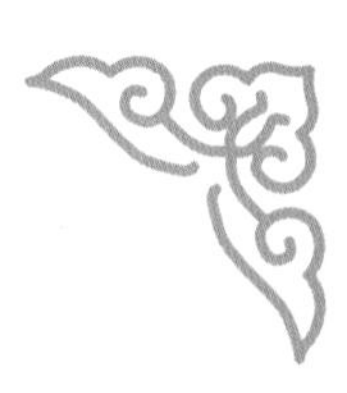

7.冬瓜薏米粥

配方：冬瓜30克，薏米50克。

做法：二者同煮為粥。

服法：每日一劑，早晚服用，每七至十天為一療程。

功效：此方可治療皮膚溼疹。

8.薏米紅豆粥

配方：薏米30克，紅豆15克。

做法：紅豆用水浸半日，與玉米鬚、薏米同煮為粥。

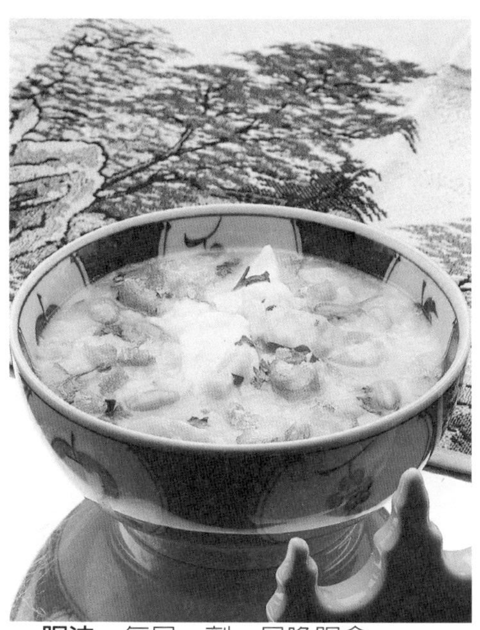

服法：每日一劑，早晚服食。

功效：此方可治療皮膚溼疹。

9.綠豆海帶湯

配方：綠豆50克，海帶50克。

做法：煮湯而食。

功效：此方可治療皮膚溼疹及皮膚瘙癢。

10.桑椹百合青果湯

配方：桑椹30克，百合30克，大棗10枚，青果9克。

做法：上述各材料共同煎服。

服法：每天一劑，連服十至十五劑。

功效：此方可治療皮膚慢性溼疹。

11.芹菜煮豆腐

配方：芹菜20克，豆腐30克，鹽適量。

做法：共同煮熟，加食鹽調味服食。飲湯吃芹菜、豆腐。

功效：此方可治療陰囊溼症。

按注：一方單用芹菜加油鹽治溼疹也可。

12.車前瓜皮薏米粥

配方：冬瓜皮30克，薏米30克，車前草15克。

做法：三者洗淨一同煮粥，煮熟後揀去車前草。飲湯吃薏米。

功效：此方可治療陰囊溼疹。

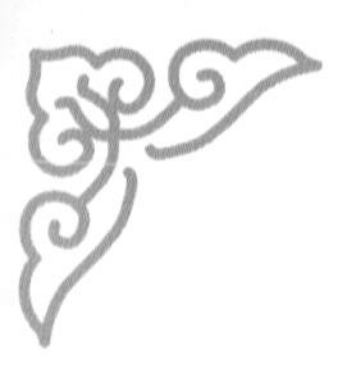

13.紅杞活魚

配方：枸杞15克，活鯽魚750克，香菜6克，蔥、醋、料酒、胡椒粉、薑末、鹽、味精、香油、豬油、清湯各適量。

做法：將鯽魚去雜，香菜切成段，蔥切成蔥絲。鍋放豬油燒熱，依次放入胡椒粉、蔥、薑，隨後放入清湯、鹽、味精，放入鯽魚。待燒沸後，將枸杞下鐵鍋，移文火上燉20分鐘，灑入香油即成。佐餐食，飲湯吃魚肉。

功效：此方可治療陰囊溼疹。

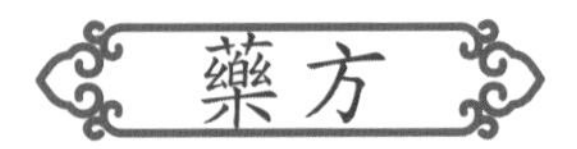

一、根治腳氣方

◎防風、荊芥、五加皮、大風子、紅花、地內皮、皀角、各10克，明礬（研末）5克。將以上中藥用米醋1公斤浸泡24小時。每晚用藥液浸泡患處15分鐘，連用十天。

◎黃連、黃柏、枯礬、樟丹、陳皮、石膏、官粉各10克，冰片5克。將藥共研細末，過篩，加香油適量調成糊狀，敷於患處。此方對糜爛化膿

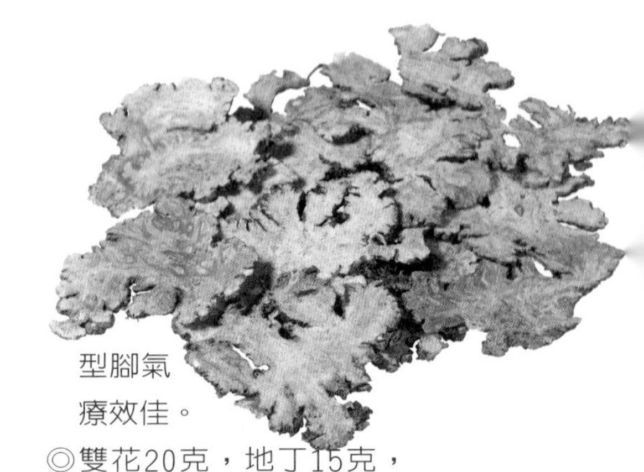

型腳氣療效佳。

◎雙花20克，地丁15克，蒲公英10克，紅花10克，川芎10克，乳香10克，沒藥10克。將藥加水浸泡半小時後放入鍋內，水沸後文火煎半小時，趁熱熏洗患處，每次30分鐘，最後，取藥渣適量敷於患處。每日早晚各一次，效果顯著。對於腳氣感染、跌打損傷、癰瘡腫毒有療效。

◎芒硝30克，鴉膽子30克，冰片30克，白礬50克，雄黃30克，斷爐甘石30克，凡士林500克。將藥碾成細末，過120目篩，再把藥粉同500克凡士林調和均勻，裝瓶備用即成。治前把1000毫升開水倒入臉盆，放20克食鹽待溶化，等水溫適宜，放進患腳泡洗30分鐘，擦乾後再塗藥膏，用手反覆揉搓，以疏通汗腺，使藥力直達病所。此法多適合燥脫屑型和水包型足癬。若遇有溼性滲出糜爛感染者，照上方去掉凡士林，製成散劑，以藥粉30克，放入

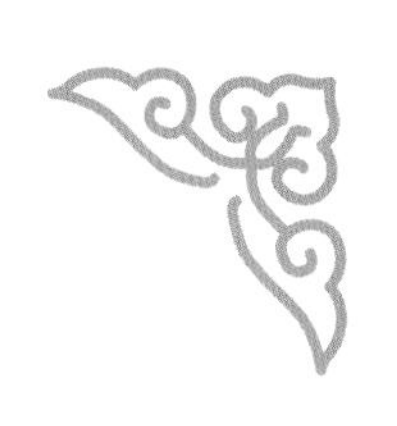

臉盆，倒入1000毫升開水沖化，待水溫適宜，放進患腳浸泡30分鐘，擦乾後，取適量藥粉均勻撒在糜爛面上即可。以上用藥一天兩次。忌飲酒和辛辣食物。輕者治療一週，重者治療半月而癒，有效率達100%。

◎黃豆100克，米皮糠160克。將黃豆與米皮糠用水燉熟吃。

◎陳皮4克，紅豆70克，花生仁120克，紅棗10枚。將陳皮、紅豆、花生仁、紅棗用水煎煮熟食用。主治腳氣腫痛。另有一方無陳皮加大蒜也可。

◎麥芽適量。將麥芽用水煎服。

◎大冬瓜一個，紅豆130克。將冬瓜切蓋去內瓤，裝入紅豆，放糖水中煨熟淡食，或焙燥為丸而食，或加水煮至爛熟，分二、三次食。另有一方無大冬瓜加蜂蜜也可。

◎黃豆100克，陳皮3克，羊腳骨150克。將黃豆、陳皮與羊腳骨用水燉爛，適加調味品鹽等食用。另有一方無黃豆也可。

◎青魚500克，韭黃250克。青魚洗淨，加韭黃煮食。

◎白扁豆適量。磨成粉，飯前每次10克，用燈心草煎湯調服，每日三次。主治腳氣浮腫。

◎花生90克，紅棗10粒，雞腳10支，瘦肉120克，陳皮1/4個。紅棗去核，與其餘配料一齊洗淨；雞腳連同瘦肉用水沖淨；陳皮加水先煲沸，加入各材料煲2至3小時，調味即可。佐餐食。另有一方不用雞腳、瘦肉，改加飯豆。

◎米糠50克，麵粉50克，紅糖適量。麵粉與米糠加水混合均勻，加入化好的紅糖，按常法煎成餅，當點心食用。

◎紫菜、車前子適量。以水煎服。主治溼性腳氣、水腫。

二、治溼疹方

1.驗方自療法

◎蒼耳子10克，濃煎，加糖調勻服，每日三次。

◎車前草適量，用水煎服。

◎白菜根4支（切片），金銀花25克，紫背浮萍25克。用水煎服，每日一劑，分兩次煎服。

◎生地12克，赤芍9克，知母6克，黃

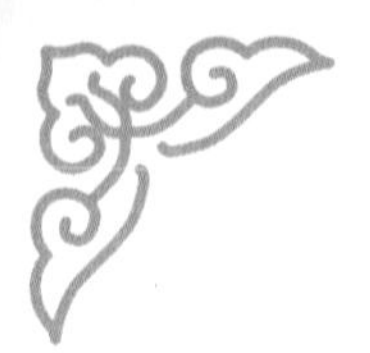

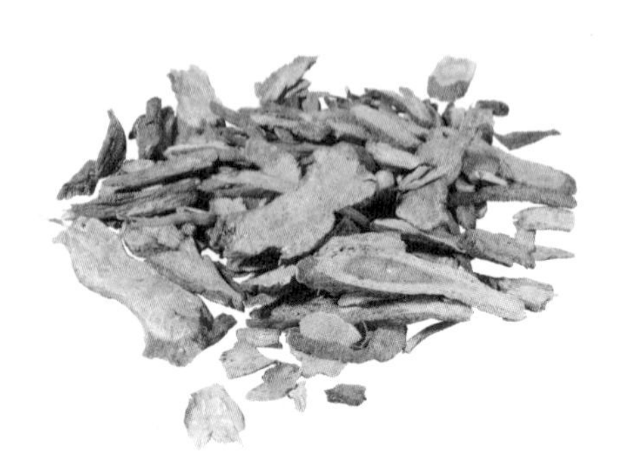

柏6克，苦參9克，白蘚皮12克，地膚子12克，綠豆衣9克，六一散12克。每日一劑，分兩次煎服。

◎蔥頭3個，土大黃10克，砂仁10克。以水煎之，熏洗患部。（溼疹為過敏性炎症皮膚病，一般分為急性、亞急性和慢性三類。男女老幼均可發病，病變可局限於身體的某一部位，也可發生於全身。）本方適用於一切溼疹。

2.外治自療法

◎車前草適量，加水煎，涼後洗患處。

◎綠豆粉30克（用鍋炒成灰黑色），蜂蜜9克，冰片3克，醋30克。調成糊狀後放在油紙上，當中留孔，敷於患處。

◎空心菜洗淨，加水煮沸，趁熱洗患處（不可太燙）。

◎苦參15克，黃柏9克，白礬15克。加水500毫升，煮沸，涼後洗患處。每日三至四次。

◎木槿皮、馬齒莧、白蘚皮各適量，煎湯洗患處。每日三次。

三、治療偏頭疼驗方

配方：川芎15克，白芷15克，細辛3克，延胡索10克，牛蒡子10克，半夏10克。

服法：每日一劑，早晚水煎服。

加減：疼痛劇烈，手指發涼者，加丹參15克、桂枝10克；睡眠差者，

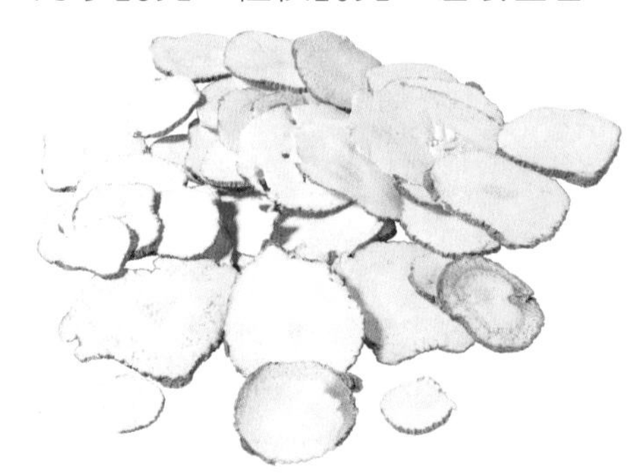

加酸棗仁15克、夜交籐15克。

四、去汗斑驗方

配方為白胡椒、海螵蛸、蛇床子各等份。共研末，用茄子蒂蘸粉抹在患處輕輕摩擦，早晚各用一次。

房事

我國古代房中論述極多，這些既是古人為適應多妻制社會的性經驗，又是古代房事養生的重要成就。在此節氣中，重點向大家介紹一下古代房

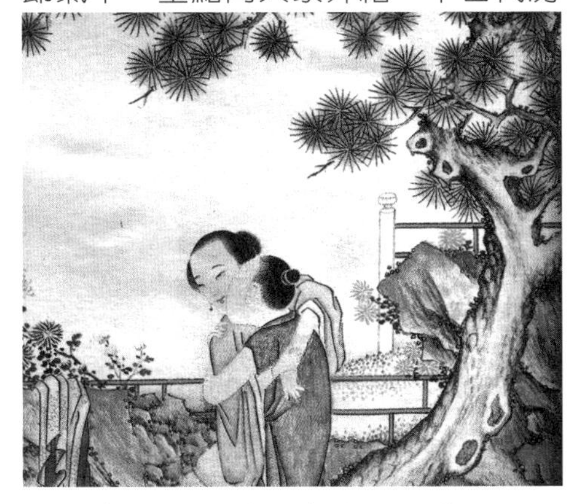

中的十修、八道、十功、八動、五音及十已。

十修即一是導氣，二是含口中津液，三是使陰莖勃大，四是撫摸女性陰蒂，五是選擇適宜的時機，六是開始交合時不能急躁，七是交合動作要輕柔，八是等待精氣盈滿，九是要吸陰補陽，十是暫停抽送，行深呼吸鎮守精氣。

八道為一是高一點，二是低一點，三是靠左邊摩擦，四是靠右邊摩擦，五是深刺，六是淺刺，七是快速抽送，八是緩慢抽送。

十功是第一回合不洩精，可使耳目聰明；第二個回合不洩精，可使聲音洪亮；第三個回合不洩精，可使皮膚有顏色；第四個回合不洩精，可使脊骨強健；第五個回合不洩精，可使大腿和臀部壯實；第六個回合不洩精，可使尿道通暢；第七個回合不洩精，可使陰莖勃起堅硬；第八個回合不洩精，可使皮膚潤澤有光；第九個回合不洩精，可通曉神明；第十個回合不洩精，便可達到養生延年的效果。

八動即一是女子兩手抱人，二是伸直肘臂，三是伸直腿腳，四是從側面鉤人，五是舉足向上鉤人，六是男女大腿相交，七是身體平展躍動，八是全身振動。女子抱人是想得到肌膚之親；伸直肘臂是想使身體上部及陰部受到撫摸；伸直腿腳為深度不夠；從側鉤人便於陰戶兩旁受到刺激；舉足向上鉤人是要求男子向深處刺入；男女大腿相交是因為刺入太深的緣故；身體平展躍動是想要淺刺；全身振動是高潮將臨，希望能夠持久。

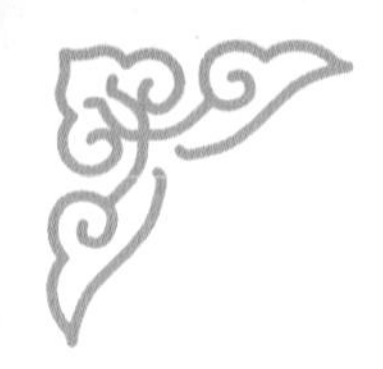

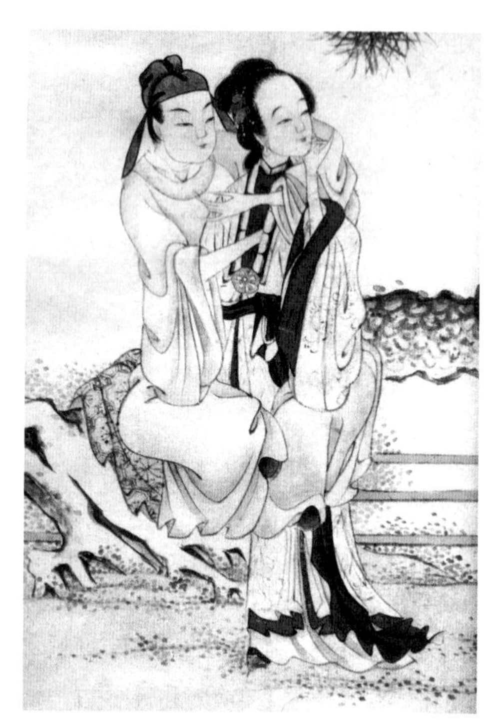

五音指女子發出的五種聲音，一是發出急促的呼吸聲，是內心性衝動急迫的反應；二是出粗氣，說明此時女子處於高度的性興奮期；三是發出哼哼卿卿的歎息聲，說明快感開始產生；四是發出呵呵的聲音，是女子感到極舒服的意思；五是交吻咬嚙，說明女子高潮到了極點，此時交合可以結束。

十已指十個交合中的徵候，即一已（即第一個回合完畢）出現清新涼爽的感覺；二已是可聞到烤骨頭的焦香氣味；三已可聞到焦臊味；四已是陰部產生油膏狀的分泌物；五已是可聞到稻穀一般的清香氣；六已是陰部十分潤滑；七已是交合能夠持久；八已是陰部分泌物如濃稠的凝脂；九已則分泌物如膠似漆；十已則精衰氣弱，之後陰部出現滑溜的現象，清涼之氣又會出現。此時女子已達到高潮，房事已大功告成。房事告成的特徵是，女子鼻尖冒汗，嘴唇發白，手腳皆動，臀部不沾席，此時男子應當停止性交，進行採補。

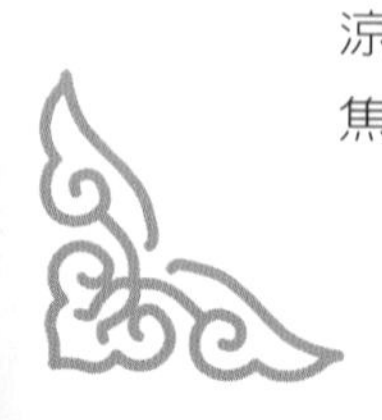

第三篇
芒種養生篇

【節氣諺語】

四月芒種雨，
五月無焦土，
六月火燒埔。

芒種逢雷美亦然，端陽有雨是豐年；
夏至風從西北起，瓜蔬果園受熬煎。

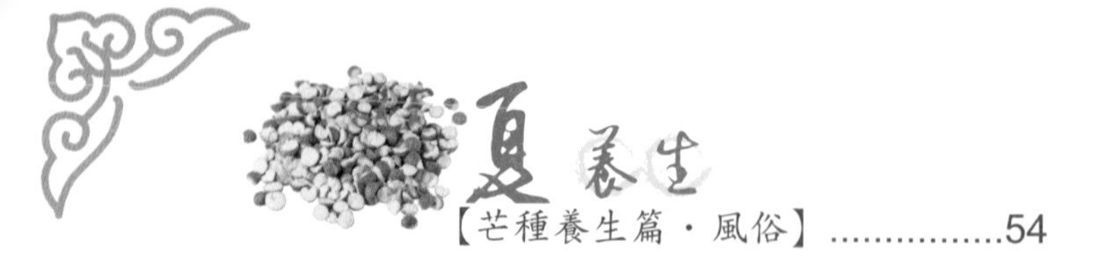

風俗

芒種時斗指已，太陽黃經為75度，時值陽曆6月5日左右。芒種意即有芒的作物（主要指麥類）開始成熟收割，亦為夏播作物播種時節，這時最適合播種有芒的穀類作物，如晚穀、黍、稷等。此時已經進入典型的夏季，農事種作都以這一時節為界，過了這一節氣，農作物的存活率就越來越低。農諺「芒種忙忙種」說的就是這個道理。

在八卦中，此時為天風卦，卦象中上面五個陽爻，下面一個陰爻，說明此時至極的陽氣已經到了盡頭，開始有陰氣出現。芒種三候為：「一候螳螂生；二候始鳴；三候反舌無聲。」也就是說在這一節氣中，螳螂在去年深秋產的卵因感受到陰氣初生，而破殼生出小螳螂；接著喜陰的伯勞鳥開始在枝頭出現，並且感陰而鳴；與此相反，而能夠學習其他鳥鳴叫的反舌鳥，卻因感應到了陰氣的出現而停止鳴叫。由此可見，在我國傳統的哲學理論中，認為世間萬物都是久盛必衰，衰久必盛的。在天氣炎熱的時候，卻也正是陰氣初生的時候，這不能不說中國古代樸素哲學的博大

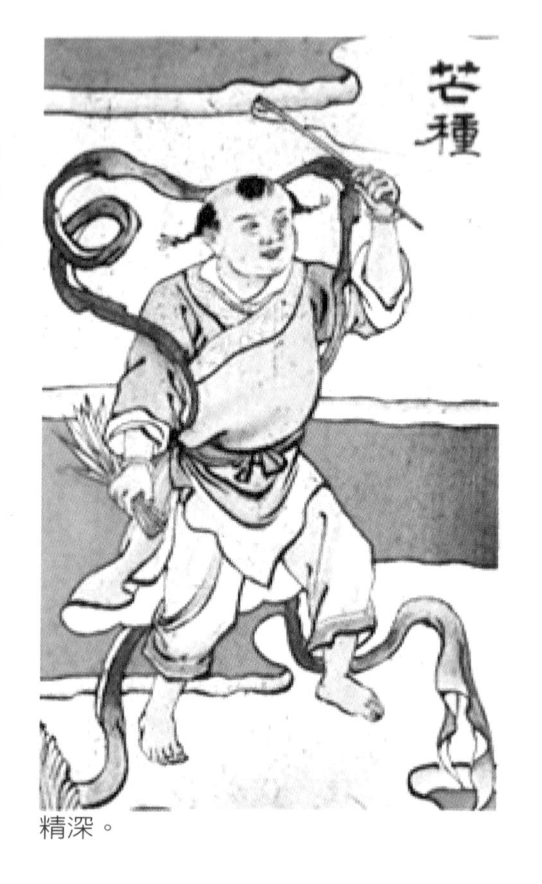

精深。

芒種前後的長江中、下游地區，雨量增多，氣溫升高，空氣非常潮溼，天氣異常悶熱，各種器具和衣物容易發霉，一般人稱這段時間為霉雨季節。又因為此時正是梅子黃熟之時，所以也稱之為梅雨天或黃梅雨（和台灣的梅雨季時間有些不同）。梅雨季節要持續約一個月左右，梅雨的多少，對禾穀的豐收有著重要的

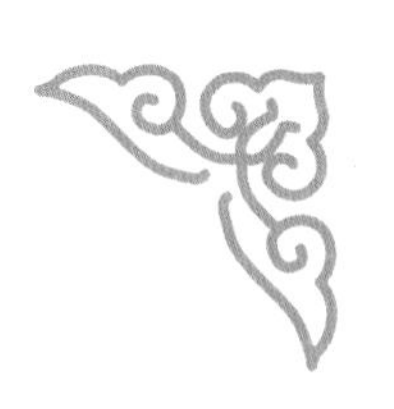

意義，所以梅雨很受老百姓的重視。進入梅雨的日子叫「入梅」，梅雨結束的日子叫「出梅」，具體日期因所處地理位置的不同而略有偏差。如果以太陽黃經80度位置來算，入梅的時間應該是陽曆6月12日左右，經過一個月，在7月11日為出梅日。而當地民間一般認為天干中的「壬」為天河之水，所以將芒種後的第一個「壬」日立為入梅的日子，將夏至後的第一個「庚」日立為出梅的日子。時間大概只有半個多月。梅雨在詩人的筆下則有不同的吟詠，如「黃梅時節家家雨」、「陰情不定是黃梅」。可見這所謂的梅雨季節，套句現代氣象用語為「晴時多雲偶陣雨」。

由於此時的天氣越來越熱，蚊蟲孳生，容易傳染疾病，所以五月又稱「百毒之月」。古代門楣懸艾草，是為了驅趕蚊蟲。又因為此節氣正逢端午節前後，家家戶戶在門楣懸掛菖蒲避邪驅毒，所以古稱五月為「蒲月」。而此節氣中的習俗，便大多與端午節慶混為一體。俗諺說：「未呷端五粽，破裘不敢送。」意思是說端午節後，才真正入夏天。

農諺說：「芒種逢雷美亦然，端陽有雨是豐年。」是說芒種與端午日下雨對糧食的豐收很有利。這個時節也是各種夏天的蔬菜、水果正式上市的時候，例如大家最喜歡的西瓜、荔枝、芒果、鳳梨等都是當令水果。尤其是西瓜，更是被大家奉為夏天的極品水果，不僅可以做成各種冰品，又可以清涼退火。

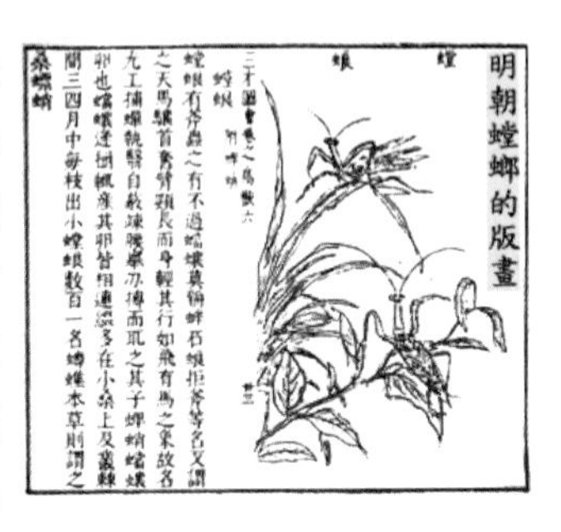

明朝螳螂的版畫

俗語說「芒種蝶仔討無食」，即是說由於芒種是在農曆五月，而這個時期已經過了花開時期，所以蝴蝶已經沒有花粉可採了。所以《紅樓夢》第二十七回中寫道：「尚古風俗：凡交芒種節的這日，都要設擺各色禮物，祭餞花神，言芒種一過，便是夏日了，衆花皆卸，花神退位，須要餞行。然閨中更興這件風俗，所以大觀園中之人都早起來了。那些女孩子們，或用花瓣柳枝編成轎馬的，或用綾錦紗羅迭成干旄旌幢的，都用彩線繫了。每一顆樹上，每一枝花上，都繫了這些物事。滿園裡繡帶飄飄，花枝招展，更兼這些人打扮得桃羞杏

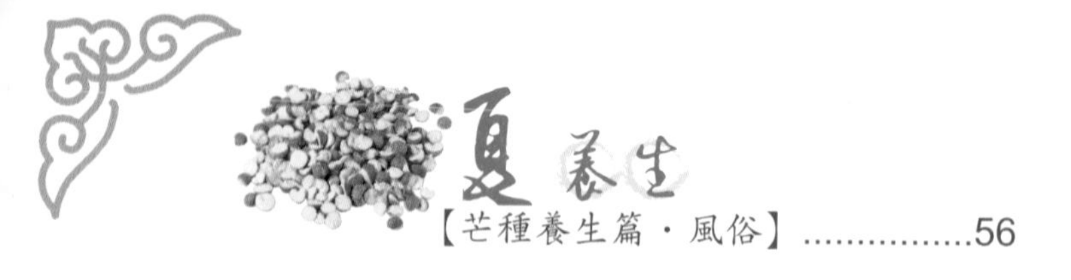

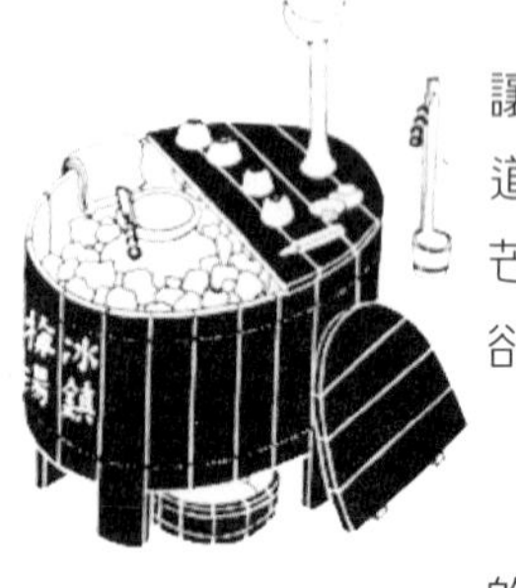

讓，燕妒鶯慚，一時也道不盡。」由此看來，芒種日祭餞花神的風俗卻也不無道理。

芒種時節有煮梅的食俗，這一食俗在夏朝便已經有了。正月開花的梅樹在此時已經結出梅子。由於梅子味道酸澀，很難直接入口，所以需要加工後才可食用，這種加工過程便是煮梅。煮梅的方法有很多種，簡單的一種是用糖與梅子一同煮或用糖與曬乾的青梅混拌均勻使梅汁浸出，也有用鹽與梅子一同煮或用鹽與曬乾的青梅混拌均勻使梅汁浸出，比較考究的還要在裡面加入紫蘇。在北方產的烏梅很有名氣，將其與甘草、山楂、冰糖一同煮，便製成了消夏佳品酸梅湯。如果在裡面加入桂花滷，然後冰鎮後再飲，則味道更佳。現在有很多加工的梅乾蜜餞，如話梅、奶梅及甘草梅等，都很受人們的歡迎。四千多年來，梅子一直是人們夏季裡重要的一種果品。

農曆五月五日的端午節是這個時節裡最重要的節日，端午節又稱端陽、重午、天中、朱門、五毒日。在現在仍然是同春節、中秋節同樣受世人重視的三大節日之一。此節日起源於古人在夏日沐浴蘭湯以避疫去瘟的習俗，這一習俗可以追溯到夏朝，是很古老的一種習俗。又由於我國偉大的愛國詩人屈原是這天投身於汨羅江中，所以這一習俗便又成為紀念屈原的日子。沐浴蘭湯是在這天的午時或傍晚，取艾、柳、桃、蒲等揉碎浸在水中，然後進行洗浴，據說可免一年不被瘟疫所侵。

在古時，俗傳五月多不祥，有「惡五月」之稱。正月建寅，排到五月，地支為午。地支十二個，這午，被古代的陰陽學家視為陽之極；端午係五月的五日，這一天的干支雖不一定是午，但人們還是稱其為「重午」。雙午重迭，被當作一年裡陽氣最盛的日子。傳統哲學講陰陽諧調，失衡便不好。雙午為火旺之相，過旺則為毒，要禳解。同時，古人認為陽氣旺盛時節，也意味著「陰氣萌作」。由這種參悟天地的思想，派生出流傳久遠的門飾風俗，在這一天家家戶戶在門上插艾草與菖蒲。菖蒲又稱水劍，因其形狀如劍，所以古人認為它可驅魔斬妖；艾草是菊科植物，具有驅蟲避瘟的作用，在針灸上廣泛

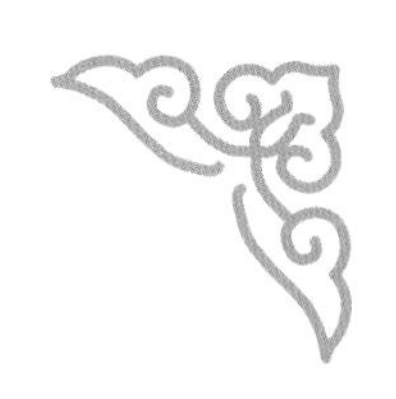

被使用。這種以艾草與菖蒲插門的習俗，被稱為「插菖劍，懸艾虎」。在南方，門飾異常複雜，除了插艾草與菖蒲外，還要插榕樹葉，因為榕樹在南方被稱為神樹，所以含有延年長壽的意思。還有以榴花、蒜頭、龍船花配艾草及菖蒲為飾，稱之為「天中五瑞」。

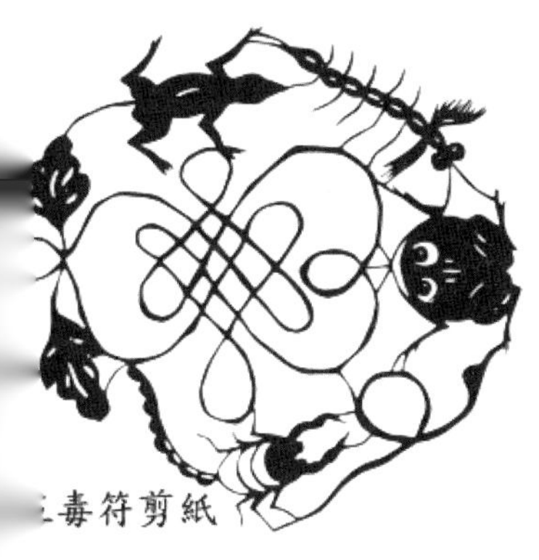
五毒符剪紙

五毒之月百毒業生，其中最毒的五種動物是毒蛇、蠍子、蜈蚣、守宮和蛤蟆。相傳它們全部聚在一起的時候，互相便誰也不敢攻擊誰，這似乎就是以毒攻毒的道理吧。所以在端午節這天，人們用紅紙剪成帶有這五種毒物的剪紙貼在門窗上，稱作「五毒符」，據說可以免除各種毒物的侵害。另外在兒童的衣服上，也有繡以五毒圖案的。端午節還有張貼鍾魁畫的風俗。鍾魁是驅魔大神，在唐朝至明朝期間，鍾魁一直是歲暮張貼的門神，在清初年間人們將其改在端午節時張貼，據說有驅邪避瘴的功效。

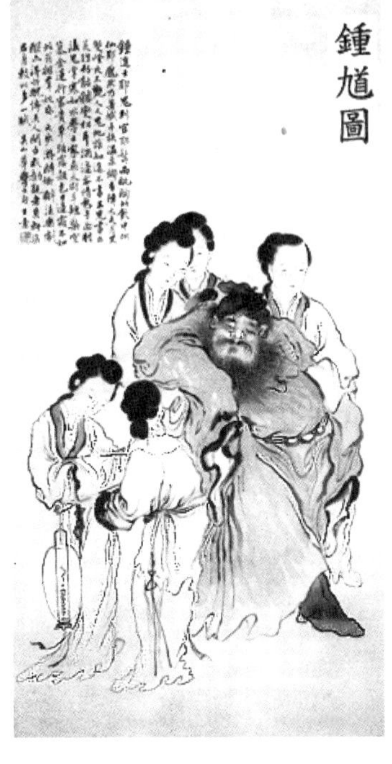
鍾馗圖

端午節有喝雄黃酒、吃粽子、吃綠豆糕和「尚紅」的食俗。雄黃主要成分為三硫化二砷，為一種橘紅的礦物質，將少量的雄黃調和在米酒中，便成了雄黃酒。稍微飲一些雄黃酒據說可以驅瘟解毒，多飲則會中毒。過去人們喝完雄黃酒後，將剩餘的雄黃酒灑在床下屋角，有殺蟲的作用。由於兒童不能喝酒，大人便用手指沾雄黃酒在孩子的額頭上寫一「王」字，也可以起到驅瘟解毒的作用。自漢代以後，民間流行兒童在端午節佩掛包著雄黃的香包的風俗。香包的形狀各式各樣，一般家長都喜愛給孩子佩掛老虎形狀的香包。端午節還有給嬰兒掛「長命縷」的風俗，所謂的「長命縷」便是將五顏六色的絲線束在嬰兒的手足上，據說可保嬰兒平安長命。

端午節吃粽子，是我國最普遍最重要的食俗。據說是人們曾經為了防止魚蝦吃掉汨羅江中屈原的屍體，便將米糰投入江中，後來屈原托夢說：「若以葦葉裹之，則蛟龍不敢相爭。」於是人們依法將飯糰包起來，於是就有了粽子這一食品的雛形。北方的粽子是白糯米加紅棗或豆沙包成的甜粽，體積較小，一般冷食。南方的粽子則品種繁多，粽子餡有火腿、蛋黃、蝦仁、香菇、魷魚、花生等等很多種類，最大的有兩斤以上的粽子，一般都要熱食。包粽子的活動，一般在農曆五月初一便開始準備，浸米、洗葉及選配料，這時有些家長會試包幾個粽子給孩子解饞，名曰「乖粽」。端午日不但家家食粽子，還以粽子分送親友，送的數量為二、六、十、十二、二十四、三十等，一般為六的倍數；一、三、四、七、八、九為不可用的數字。端午節的時食還有綠豆糕及滷鴨蛋，因為綠豆及滷蛋都是涼性的食物，具有去痧消暑的功效。端午節的「尚紅」食俗為吃一些紅色的菜餚，如山楂、河蝦、紅椒、金針、紅莧菜等做成的菜餚。

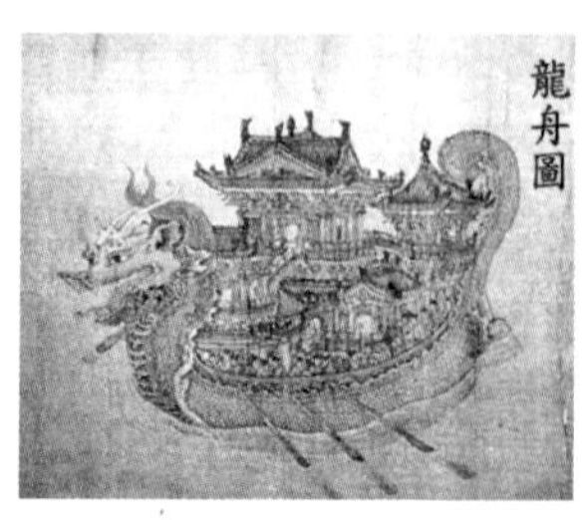
龍舟圖

賽龍舟是端午節一項大型活動。據說屈原投入汨羅江後，楚人駕船去救，人們在船上發現有龍在水面上疾馳，速度極快，龍舟由此而來。後世人們便仿照龍的樣子造船，進行競渡比賽。我國龍舟賽歷史很悠久，賽事在五月初一便開始準備，先要拜祭水仙尊王，並由主祭官提筆在龍舟上畫上眼睛，名為「開光」。在端午的早晨，要祭龍舟，除舞獅獻瑞外，還要放鞭炮，擲粽子於水中。午時初刻龍舟下水，兩隊以先到目的地奪旗者為勝。

端午節是步進夏天的節日，此時氣溫高，蚊蟲滋生，人們亦較易生病，所以端午節的習俗便大部分是避病驅邪的主題，由此可以推斷，端午節原是一個警惕人們小心生病的節日。

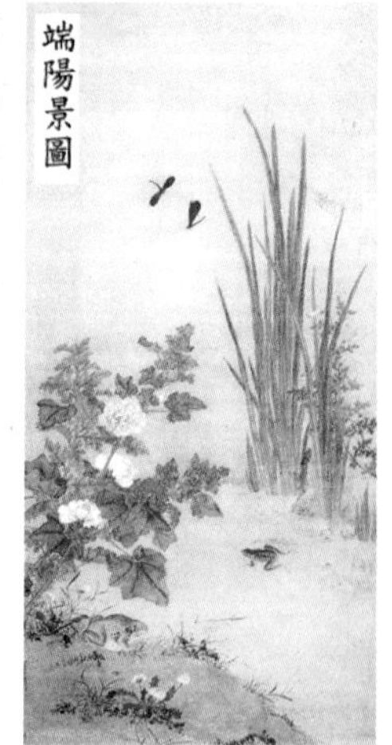
端陽景圖

起居

芒種時節，長江中下游地區雨量增多、氣溫升高，開始進入連綿陰雨的梅雨季節，空氣十分潮溼，天氣異常溼熱，各種衣物器具極易發霉，所以，在長江中下游地區把這種天氣叫做「黃梅天」。另外，端午節多在芒種日的前後，民間有「未食端午粽，破裘不可送」的說法。此話告訴人們，端午節沒過，氣溫還會有冷的時候，禦寒的衣服不要脫去，以免受寒。

芒種的養生重點要根據季節的氣候特徵，在精神調養上應該使自己的精神保持輕鬆、愉快的狀態，忌惱怒憂鬱，這樣可使氣機得以宣暢，通洩得以自如。起居方面，要晚睡早起，適當地接受陽光照射（避開太陽直射，注意防暑），以順應陽氣的充盛，利於氣血的運行，振奮精神。夏日晝長夜短，中午小憩可助恢復疲勞，有利於健康。

芒種過後，午時天熱，人易汗出，衣衫要勤洗勤換。為避免中暑，芒種後要常洗澡，這樣可使皮膚疏鬆，「陽熱」易於發洩。但須注意的一點，在出汗時不要立即用冷水洗澡，中國有句老話，「汗出不見溼」，若「汗出見溼，乃生痤瘡」。在洗沐時如果採用藥浴，則會達到更好的健身防病的目的。

藥浴的使用方法在我國由來已久。據載，自周朝開始就流行用香湯浴潔身，宋明期間，這種香湯浴傳入民間，便出現了專供人們洗芳香浴的「香水行」，逐漸形成了一種習俗。人們擇日選用不同的藥浴潔身、防病，如春節這天用五香湯沐浴，浴後令人遍體馨香，精神振奮；農曆的二月二日，古人稱之為「中和節」，民間稱為「龍抬頭」的這一天，多取枸杞煎湯沐浴，可令人肌膚光澤，不老不病；夏季常用五枝湯洗浴，是為疏風氣、驅瘴毒、滋血脈。到了清朝，藥浴不僅作為健身益壽的方法，而且廣泛應用於治療和康復疾病。

藥浴的方法多種多樣，常用的浸浴、熏浴、燙敷，作為保健養生則以浸浴為主。浸浴的具體方法，以五枝湯（桂枝、槐枝、桃枝、柳枝、麻枝）為例：先將等量藥物用紗布包好，加十倍於藥物的清水，浸泡20分鐘，然後煎煮30分鐘，再將藥液到入

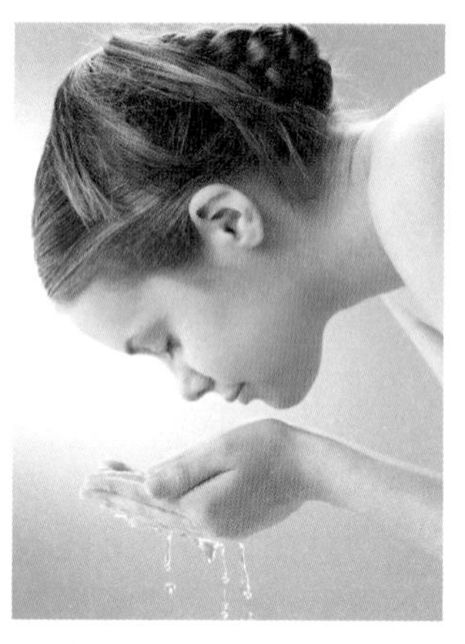

浴水內，即可浸浴。有條件的可每日一次，這種藥浴方法適用全身浸浴，亦可用於局部泡洗。女性朋友可選擇美容護膚方：綠豆、百合、冰片各10克，滑石、白附子、白芷、白檀香、松香各30克研成粗末兒，裝紗布袋煎湯浸浴，可使容顏、肌膚白潤細膩，體香驅邪。

在這個節氣中，老年人不要貪涼而露天睡臥，不要大汗而裸體吹風，不要吃雞、羊肉等生火助熱的食物，飲食宜清淡，心情宜恬靜，所謂「心靜自然涼」。

此節氣中，大街小巷開始有些人光著脊樑，誤以為這樣涼快，其實並非如此。眾所周知，皮膚覆蓋在人體表面，具有保護、感覺、調節體溫、分泌、排泄、代謝等多種功能。在人體皮膚上有幾百萬個汗毛孔，每天約排汗1000毫升，每毫升汗液在皮膚表面蒸發可帶走246焦耳的熱量。當外界氣溫超過35°C，人體的散熱主要依靠皮膚汗液蒸發，加速散熱，使體溫不至過度升高。此時若光著脊樑，不穿衣服，皮膚就會從外界吸收熱量，且不能通過蒸發的方式達到散熱的目的而感到悶熱。若穿點透氣好的棉、絲織衣服，使衣服與皮膚之間存在著微薄的空氣層，而空氣層的溫度總是低於外界的溫度，這樣就可達到防暑降溫的效果。

有些人不想離開空調房，以避酷暑之苦，諸不知空調給人們帶來涼爽，也給人帶來負面影響。由於門窗緊閉和室內的空氣污染，造成室內氧氣缺乏；再加上恆溫環境，自身產熱、散熱調節功能失調，會使人患上所謂的空調病。所以夏季的空調房室溫度應控制在26°C至28°C之間，最低溫度不得低於20°C，室內外溫差不宜超過8°C；久待空調房間，應定時通風換氣，禁止在空調房抽煙；長期生活與工作在空調房間的人，每天至少要到戶外活動3至4小時；年老體弱者、高血壓患者，最好不要久留空調房。

暑天感冒俗稱「熱傷風」。夏季天氣炎熱，為了散發體內的熱能，

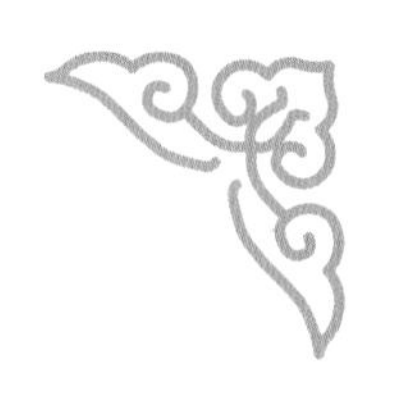

人體的表皮血管和汗腺孔擴張，出汗很多，入睡後易使身體受涼而發生感冒。暑天感冒的病情較輕的一般無發熱及全身症狀，或僅有低熱、頭痛、全身不適等症狀；病情較重的常有高熱，而且出汗後熱仍不退，並伴有頭痛、沉重如裹、身體痠懶、倦怠無力、口乾但不想喝水、小便黃赤、舌苔黃膩，有些患者還會出現嘔吐或腹瀉等。空調病其實也是屬於熱傷風一類的疾病。

對於暑天發生的感冒，病情較輕時適當服些感冒藥，一般二、三日即可痊癒。對於較重的暑熱感冒可用中藥（如香口飲、三仁湯等）治療。預防暑熱天感冒，主要是鍛鍊身體，增強身體的抗病能力，使身體能夠適應暑天的多變性，還要隨早晚天氣變化及時增減衣服。

臨床醫學表明，某些冬季常發或特別嚴重的病，其致病因素往往產生於夏季，只是由於夏天天氣炎熱、氣溫過高沒有立即發作而潛伏在體內，一旦到了冬季天氣寒冷時便會發作或轉為嚴重。由此看來，從初夏開始，就必須處處注意與這些致病因素相關的生活習慣和行為，以達到防病的目的。

各類關節疼痛及肢體麻木（包括風溼性、類風溼性、外傷性之類的關節疼痛及感受風寒、溼氣所致的肢體麻木）的病症，往往天氣寒冷時發作，天熱時消失。因此，患者在夏季不要洗冷水浴或游泳，不要夜間在室外露宿，禁止睡地板，最好不穿短衣褲與裙子，以免風寒溼氣伏積於經絡之中。

慢性支氣管炎、哮喘的患者一般有冬發夏止的現象。這類患者在夏季應注意風寒，除注意並做到上一段禁忌事項外，還要少食甚至禁食冷飲。

慢性腹瀉及虛寒性胃痛患者，如腸炎、結腸炎、腸功能紊亂等症，常在受寒後腹痛腹瀉，冬天尤其嚴重。

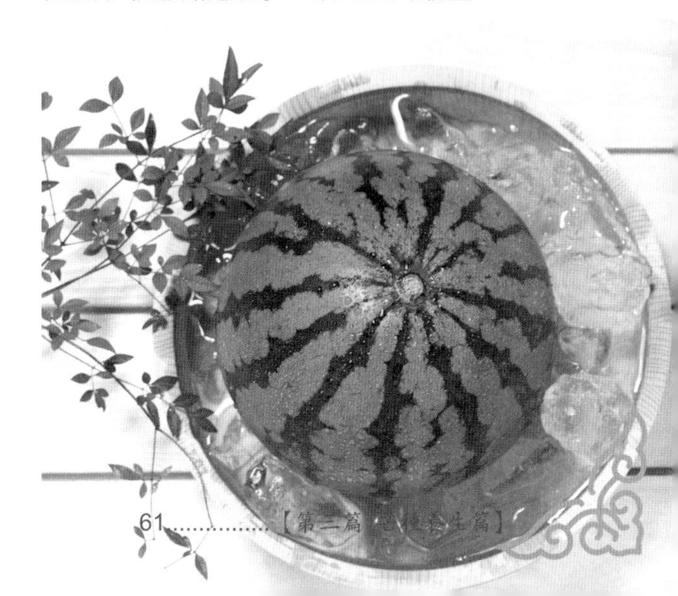

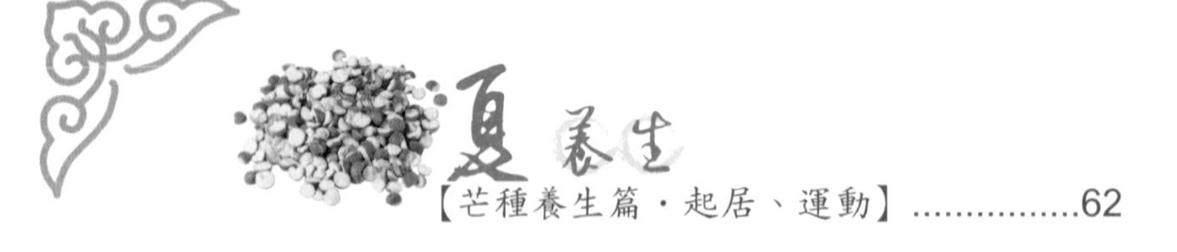

胃痛與各種腹痛患者中也有不少屬虛寒型的，往往夏季病情穩定深秋後發作，故夏季除注意前述禁忌外，還須忌過度食用各類瓜果及冷飲冷食，免傷脾胃之陽氣。

有一種中醫稱為「頭風病」的頭疼病，往往每感風寒就頭痛難忍。這類患者在夏季應忌用冷水洗頭，洗頭後應用吹風機吹乾頭髮，並且禁止直接對著電風扇或空調冷風長時間吹。

夏天蚊子特別多，往往是造成人們得病的重要原因之一，如登革熱、日本腦炎等。驅除蚊子的方法，除了加強生活區域的清潔衛生以外，自身的起居生活也很重要。如吃大蒜可有效驅蚊，因為蚊子不喜歡人體分泌出來的大蒜味；口服維生素B，通過人體生理代謝後從汗液排出體外，會產生一種蚊子不敢接近的氣味，服法為睡

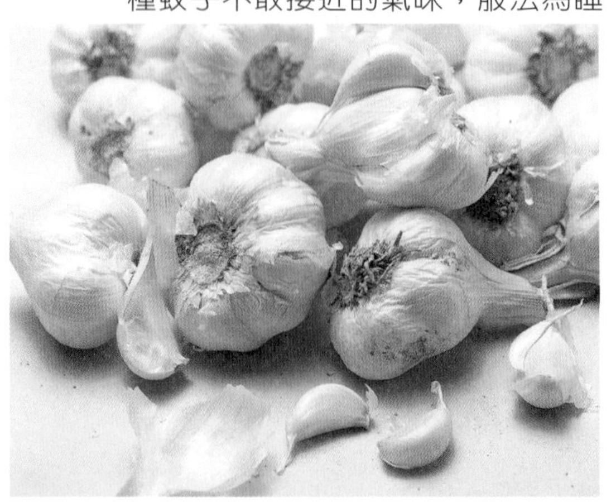

前一小時口服維生素B一至兩片，但不要長期大量服用；還有穿黃色、白色等淺色衣服可減少蚊子的叮咬，穿深藍色或褐色的衣服，被蚊子叮咬的機率會大些，所以在夏天應穿淺色衣服；在黃昏前，室內擺放一、兩盆盛開的茉莉花、玉蘭或玫瑰，最好是夜來香，因蚊子不能忍受這些花的香氣，所以也能起到有效的驅蚊效果；室內橘紅色的燈光，也具有驅蚊的效果，由於蚊子害怕橘紅色的光線，所以夏季臥室中應使用橘紅色的燈光照明。

運動

一、芒種五月節坐功

《遵生八箋》中原文如下：「運主少陽三氣。時配手少陰心君火。坐功：每日寅、卯時，正立仰身，兩手上托，左右力舉，各五七度，定息，叩齒，吐納，咽液。治病：腰腎蘊積，虛勞，嗌乾，心痛，欲飲，目黃，脅痛，消渴，善笑，善驚、

善忘，上咳吐，下瀉，身勢而股痛，心悲，項痛，面赤。」

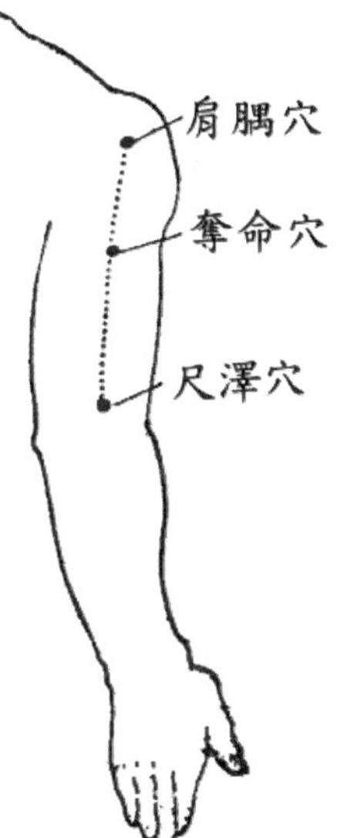

芒種節氣中生物代謝旺盛，生長迅速。本功法以「芒種」命名。正是順應這一時令特點而制定的氣功鍛鍊方法，適宜於芒種時節鍛鍊，可於芒種時開始，練至夏至為止。芒種時節，人體疾病在經絡方面的表現多為手少陰心經。手少陰心經起於心中，屬心系，下膈，絡小腸。其支脈從心系分出，挾食道上行，連於目系。文中所述本功法主治病症心痛、咽乾、胸脅疼痛、善笑、喜忘、心悲、驚悸，乃至目黃、消渴，均與手少陰心經的病變有關，採用本功法鍛鍊，有較好的防治作用。

適應病症：腰腎類疾病、體虛、咽乾、心痛、眼珠發黃、脅間疼痛、糖尿病、心悸健忘、上吐下瀉、腰酸腿痛、心煩、頭頸痠痛、面紅耳赤等症。

具體方法：每日凌晨三至七點時，立正仰身，雙手向上托捧，向左右用力，各五至七次，平心靜氣，然後牙齒叩動三十六次，調息吐納，津液嚥入丹田九次。

二、毛孔調息功

適應病症：皮膚病。

具體方法：自然站立，雙腳分開與肩同寬，雙臂自然下垂，掌心朝內側，中指指尖緊貼風市穴，拔頂，舌抵上顎，提肛，淨除心中雜念。全身放鬆，兩眼微閉或兩眼平視，但要視而不見，兩膝蓋微屈，思想集中，呼吸綿綿。呼氣時意念想全身八萬四千毛孔都張開，向外排氣，使一切病氣、濁氣都排出去；吸氣時意念想全身毛孔都在採氣，內臟各器官也與宇宙中之大氣同呼吸，共命運。每次站樁20分鐘，可達到祛病延年之目的。

三、灸奪命穴功

適應病症：治丹毒。

具體方法：站、坐均可，用艾卷灸奪命穴，灸10分鐘，丹毒立即轉色，每天灸兩次分早晚。奪命穴位於肩髃穴與肘部尺澤穴連線中點。

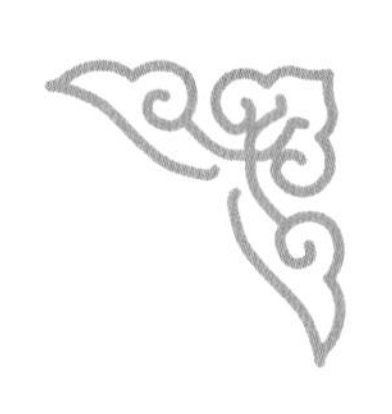

四、捲舌導引功

適應病症：蕁麻疹。

具體方法：自然站立，雙腳分開與肩同寬，雙臂自然下垂，掌心朝內側，中指指尖緊貼風市穴，拔頂，舌抵上顎，提肛，淨除心中雜念。全身放鬆，舌頭往上卷，微貼上顎，有唾液分泌，隨即嚥下。意念注意自己的呼吸，吸氣要細長，呼氣想全身八萬四千毛孔都張開，每次要練10分鐘以上。

五、肩肘胯鬆功

適應病症：五十肩、肩胛風溼疼、掌指麻痺、肘臂部麻痺等症。

具體方法：端坐於椅子上，兩腳分開與肩同寬，大腿與小腿呈90度角，軀幹伸直，全身放鬆，下頷向內微收，兩眼平視，全身放鬆。屈肘上提，手心向上，指尖對正兩肋向前揮出，手心向上指尖向前，略高於肚臍。以掌根為圓心，指尖向外、向後劃圓弧至胸前中指相接，高度與鼻尖遙遙相對，掌心朝外，大拇指朝下方。兩手背相貼，兩掌前伸，大拇指向下，兩掌略高於肚臍。兩掌分開向身後劃圓弧，像游泳划水動作，兩掌劃到背後命門處，兩手合谷相貼，手心向上。兩掌由背後向前劃弧，手背朝前，劃至身體前面，仍兩手背相貼，大拇指向下。兩肘後撤，兩掌同時後撤至胸前，兩手中指相接，手心向前，大拇指向下。指尖向後、向外，手心朝上翻轉劃弧至身體前時，兩臂伸直，略高於肚臍，指尖朝前，手心向上。兩手指尖向內後旋轉劃弧，經兩肋至背後命門處，兩手合谷相貼，手心斜向上，收功，兩手自然下垂於身體兩側。

【編按：命門穴位於第二腰椎棘突下凹陷中，相當於腎上腺的部位】

六、調息退燒功

適應病症：身熱，背痛。

具體方法：仰臥在床上，不枕枕頭，兩腿伸直併攏，兩臂伸直放在

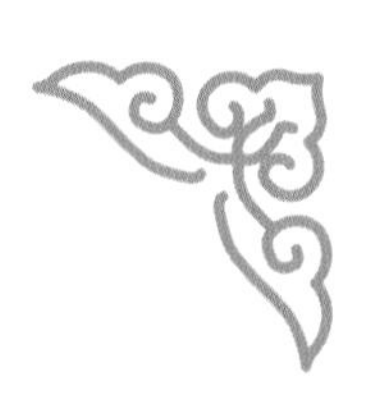

身體兩側，口微閉，用鼻子做深細勻長之呼吸，一呼一吸為一息，共做六十四息。吸氣時意念直入小腹，呼氣時意念由全身汗毛孔排出動作。

七、點按療俞功

適應病症：療痛、惡腫等症。

具體方法：端坐於椅子上，兩腳分開與肩同寬，大腿與小腿呈90度角，軀幹伸直，全身放鬆，下頷向內微收。用左手拇指點按右臂療俞穴108次，然後再用右手拇指點按左臂療俞穴108次，每日早晚各點按一次。

【編按：療俞穴位置在手腕第三橫紋上4吋內側緣，左右臂各一穴。】

飲食

歷代養生家都認為夏三月的飲食宜清補。《呂氏春秋・盡數篇》指出：「凡食無強厚味，無以烈味重酒。」唐朝的孫思邈提倡人們「常宜輕清甜淡之物，大小麥曲，粳米為佳」，又說：「善養生者常須少食肉，多食飯。」元代醫家朱丹溪的《茹談論》上說：「少食肉食，多食穀菽菜果，自然沖和之味。」

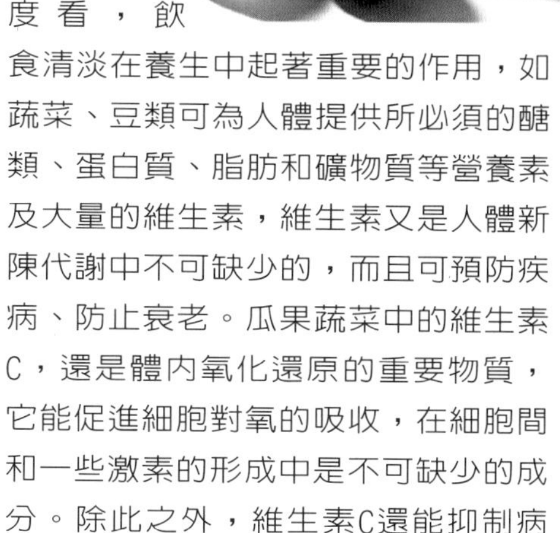

從營養學角度看，飲食清淡在養生中起著重要的作用，如蔬菜、豆類可為人體提供所必須的醣類、蛋白質、脂肪和礦物質等營養素及大量的維生素，維生素又是人體新陳代謝中不可缺少的，而且可預防疾病、防止衰老。瓜果蔬菜中的維生素C，還是體內氧化還原的重要物質，它能促進細胞對氧的吸收，在細胞間和一些激素的形成中是不可缺少的成分。除此之外，維生素C還能抑制病變，促進抗體的形成，提高身體的抗病能力。

對老年朋友來說，多吃瓜果蔬菜，從中攝取的維生素C對血管有一定的修補保養作用，還能把血管壁內沉積的膽固醇轉移到肝臟變成膽汁酸，這對預防和治療動脈硬化也有一定的作用。蔬菜中的纖維素對保持人體大便通暢、減少毒素的吸收、防止早衰、預防由便祕引起的直腸癌等都是至關重要的。

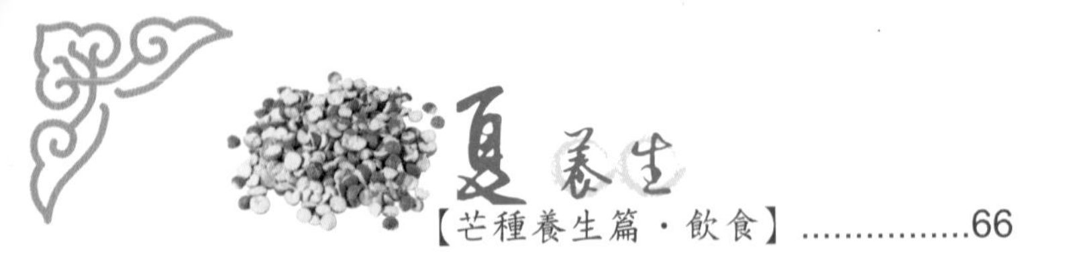

另外，我們在強調飲食清補的同時，告誡人們食勿過鹹、過甜。飲食過鹹，會使體內鈉離子過剩，由於年齡大者活動量小，會使血壓升高，甚者可造成腦血管功能障礙。吃甜食過多，對人體健康也不利，隨著年齡的增長，體內碳水化合物的代謝能力逐漸降低，引起中間產物如蔗糖的積累，而蔗糖可導致高脂血症和高膽固醇症，嚴重者還可誘發糖尿病。

由此可見，飲食是養生防病極其重要的一種手段。因此，在夏季人體新陳代謝旺盛、汗易外洩、耗氣傷津之時，宜多吃具有袪暑益氣、生津止渴的飲食。老年人因機體功能減退，熱天消化液分泌減少，心腦血管不同程度的硬化，飲食宜清補為主，輔以清暑解熱、護胃益脾和具有降壓、降脂的食品。女士在月經期或產後期間，雖天氣漸熱，也忌食生冷性涼之品，以防由此引發其他疾病。

夏季，各種水果相繼上市，水果不僅含有豐富的維生素、水分以及礦物質，而且果糖、果膠的含量明顯優於其他食品，這些營養成分對人體健康無疑是有益的。可是根據不同人的不同體質，也應當有所選擇，因為水果也有寒、熱、溫、冷、平五種屬性。

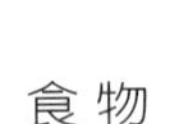

食物屬性，即所謂「四氣」，是指食物進人體內，會產生「寒、熱、溫、冷」的作用。介於四者之間既不溫不熱，又不寒不涼，則歸屬於「平」性。

虛寒體質的人基礎代謝率低，體內產熱量少，四肢即便在夏季也是冷的。由於他們的副交感神經興奮性高，所以面色較常人白，他們很少口渴，也不喜歡接觸涼的東西，包括進空調間。中醫歷來均衡、陰陽調和，所以體質偏寒的人，在吃水果時，自然要擇食溫熱性的，這類水果包括荔枝、龍眼、番石榴、櫻桃、椰汁、榴蓮、杏、栗子、胡桃等。

實熱體質的人代謝旺盛，產熱多，交感神經占優勢，容易發熱，經常臉色紅赤，口渴舌燥，喜歡吃冷飲，易煩躁，常便祕。這樣的人要多吃寒涼性的食物，如香瓜、西瓜、水梨、香蕉、奇異果、芒果、蓮藕、番

茄、柿子、荸薺、甜瓜、黃瓜、柚子等等。

平和類的水果，如葡萄、鳳梨、木瓜、蘋果、椰肉、梨、橙、西瓜皮、芒果、橄欖、白果、李子等等，不同體質的人則均可食用。

一、食療方

1.番茄炒雞蛋

配方：番茄300克，雞蛋3個，精鹽、味精、白糖各適量。

做法：番茄洗淨切片，雞蛋打入碗內攪勻。油鍋燒熱，先將雞蛋炒熟，盛入碗內；炒鍋洗淨，燒熱放油，白糖入鍋融化，把番茄倒入鍋內翻炒2分鐘後，將雞蛋、鹽入鍋同炒3分鐘，放少許味精出鍋即可。

功效：此方具有生津止渴、養心安神之功效。

按注：糖尿病人不放白糖。

2.香菇冬瓜球

配方：香菇、雞湯、太白粉各適量，冬瓜300克，植物油、精鹽、薑、味精、麻油各適量。

做法：香菇浸水漲發、洗淨；冬瓜去皮洗淨，用鋼球勺挖成圓球待用；薑洗淨切絲。鍋內放入適量植物油燒熱，下薑絲煸炒出香味，入香菇繼續煸炒數分鐘後，倒入適量雞湯煮開後，將冬瓜球下鍋燒至熟時，用太白粉勾芡，翻炒幾下，放入味精，淋上香油，即可出鍋。

功效：此方具有補益腸胃、生津除煩之功效。

3.五味枸杞飲

配方：醋炙五味子5克，枸杞子10克，白糖適量。

做法：五味子和剪碎的枸杞子放入瓷杯中，以沸水沖泡，溫浸片刻，再入白糖，攪勻即可飲入。

功效：此方具有滋腎陰、助腎陽之功效。適用於「夏虛」之症，是養

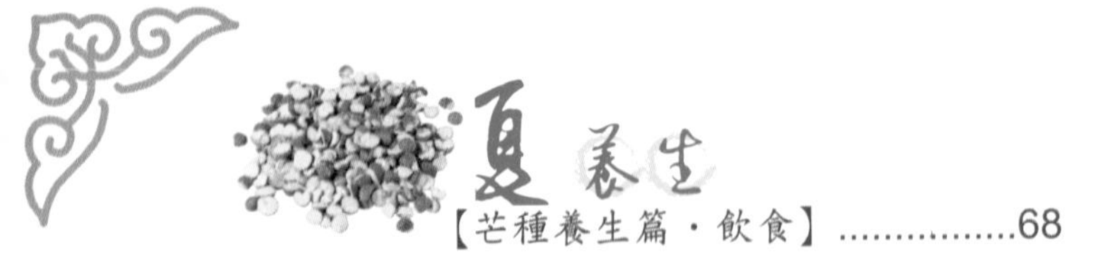

生補益的有效方劑。

4.芥菜牛肉湯

配方：牛肉200克，芥菜300克，生薑絲25克，熟豬油30克，精鹽5克，醬油2克，味精3克。

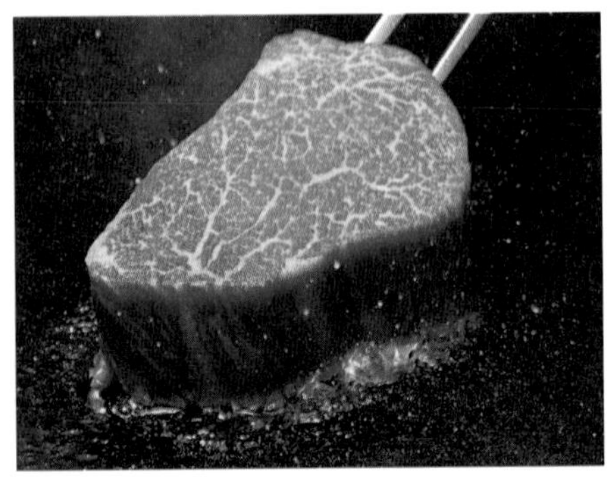

做法：先將適量水燒開，放入全部用料及熟豬油、精鹽等，改用文火煲1至2小時，加入味精調味，即可。

服法：單食或佐餐，隨量食用。

功效：此方滋陰清熱，對夏季感冒很有療效。

5.玉竹豬心

配方：玉竹50克，豬心500克，生薑、蔥、花椒、食鹽、白糖、味精、香油各適量。

做法：將玉竹洗淨，切成節，用水稍潤，煎熬兩次，收取汁液1000克。將豬心剖開，洗淨血水，與玉竹液、生薑、蔥、花椒同置鍋內，在火上煮到豬心六成熟時，將它撈出放涼。將豬心放在滷汁鍋內，用文火煮熟撈起，揩淨浮沫。在鍋內加滷汁適量，放入食鹽、白糖、味精和香油，加熱成濃汁，將其均勻地塗在豬心裡外即成。

功效：此方具有養心安神之功效。

6.桂圓童子雞

配方：童子雞1隻（約重1000克），乾桂圓肉10克，料酒100克，蔥、薑各10克，精鹽5克。

做法：將乾淨的雞剁去爪，把雞頸和雞腿別在雞翅下面，使其團起來，放入沸水鍋中燙一下，以去血水，撈出洗淨。桂圓肉亦用清水洗淨。把雞放入湯鍋，再放入桂圓、料酒、蔥、薑、鹽和清水500克，上籠蒸約1小時左右，取出薑、蔥即可。

功效：此方具有養心安神之功效。

7.翡翠紅螺

配方：紅螺肉250克，鴨肫200克，蘑菇片25克，料酒、精鹽、味精、白糖、胡椒粉、薑片、蔥段、麻油、豬油、雞湯各適量。

做法：將螺肉去雜質洗淨，切成

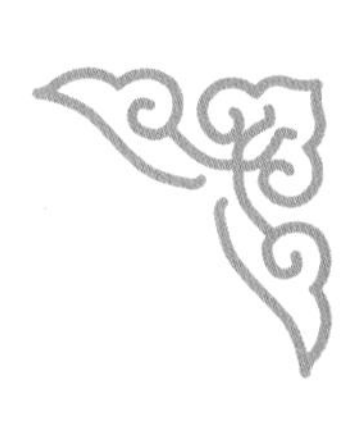

片，螺片中間用刀劃開一條縫。鴨腕剝去老皮，切成與螺片大小相等的片，中間亦劃一條縫。將螺片、肫片疊起，再翻轉過來成螺捲，盛入碗中。在碗中放入雞湯、味精、鹽、白糖、麻油、胡椒粉，調成湯待用。燒熱鍋放入豬油，燒至六七成熱時，將螺卷下鍋，待熟後撈出瀝去油。原鍋內放入薑片、蔥段、蘑菇片，略煸一下後投放螺捲，烹入料酒，倒入芡湯，加入豬油拌勻，裝盤即成。

功效：此方具有養心安神之功效。

8.炒胡蘿蔔醬

配方：瘦豬肉300克，胡蘿蔔100克，豆腐乾1塊，蝦米10個，黃醬6克，醬油3克，料酒3克，熟豬油50克，玉米粉（溼）6克，香油3克，味精、蔥末、薑末、食鹽各適量。

做法：把胡蘿蔔、豆腐乾切成0.6公分見方的丁；蝦米用水泡透；將胡蘿蔔用熟豬油炸透撈出。把鍋燒熱後，倒入熟豬油，隨即放入切好的肉丁進行煸炒，待肉丁內的水分炒出來時，鍋內響聲增大，便把鍋移到小火上，到響聲漸小，肉的水分已盡時，再移到大火上，炒到肉的顏色由深變淺時，即放入蔥末、薑末和黃醬，待醬放到肉中發出醬味時，加入料酒、味精、醬油，稍炒一會，加入胡蘿蔔、豆腐乾、蝦米等，再炒一下，淋上香油，炒勻即成。

功效：此方具有養心安神之功效。

9.枸杞滑溜里脊片

配方：豬里脊肉250克，枸杞子50克，木耳、筍片、豌豆各30克，1個雞蛋的蛋清，調料適量。

做法：將枸杞子分兩份，一份加水煮，提取枸杞子濃縮汁約25毫克，另一份洗淨蒸熟。豬里脊肉抽去白筋切成片，用蛋清、太白粉、食鹽拌勻漿好，投入熱油中，待滑透撈出瀝油。等鍋內油熱時放入木耳、筍片和豌豆、蔥、薑、蒜、香醋、料酒、食鹽翻炒片刻，加入熟枸杞子、肉片、枸杞子濃縮汁和清湯，翻炒片刻即成。

功效：此方具有養心安神之功效。

10.長春鵪鶉蛋

配方：鵪鶉蛋3顆，銀耳3克，蓮子10克，冰糖30

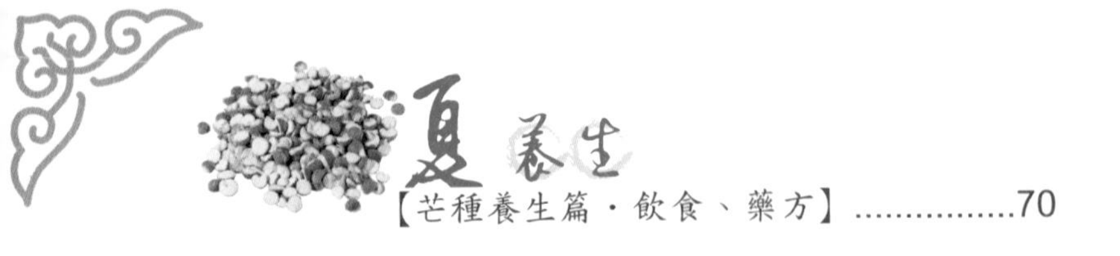

克，百合10克。

做法：在鐵鍋中加適量水煮沸，加入漲發後去掉皮和芯的蓮子、洗淨的百合、發漲洗淨的銀耳，煮爛後，加冰糖溶化，最後加入蒸熟去殼的鵪鶉蛋即成。

功效：此方具有養心安神之功效。

11.龍眼紙包雞

配方：龍眼肉20克，胡桃仁100克，嫩雞肉400克，雞蛋2個，火腿20

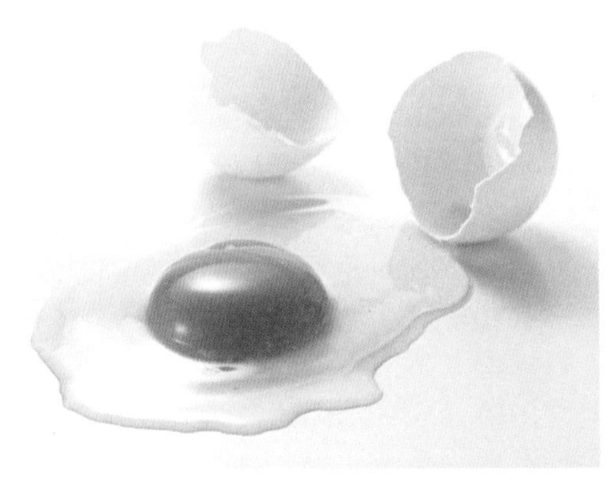

克，調料適量。

做法：取玻璃紙（澱粉製成的成品）10張，分別擺於案上，雞肉去皮，切成1公分厚的片，用食鹽、白砂糖、味精、胡椒粉等適量調拌醃製後，置太白粉、蛋清、清水調成糊狀上漿，分別擺於玻璃紙上，並加少許薑、蔥細末和一片火腿。胡桃仁沸水泡後去皮，在油鍋內炸熟，與龍眼肉均切成細粒，然後把兩者分擺於雞肉片上。將玻璃紙分別折成長方形紙包，置油鍋中炸熟，撈出裝盤。

功效：此方具有養心安神之功效。

藥方

一、感冒諸方

1.外感暑溼

症狀：身熱微惡風寒，少汗，肢體痠重疼痛，頭昏重而脹痛，咳嗽痰黏，鼻塞流涕，胸脘痞悶，噁心嘔吐，口中黏膩，口不渴或渴飲不多，或心煩，或大便不爽，小便赤，舌苔黃膩，脈濡數。

藥方：五味香口飲加味。成分有香口、扁豆、厚樸、茯苓、甘草、青蒿、山梔、鮮荷葉。

加減：若表溼偏重、肢痠頭昏重者，可加豆卷、藿香、佩蘭；裡溼偏重、脘痞嘔甚者，加蒼朮、白蔻仁、清半夏、陳皮；裡熱盛而小便短赤者，加六一散。

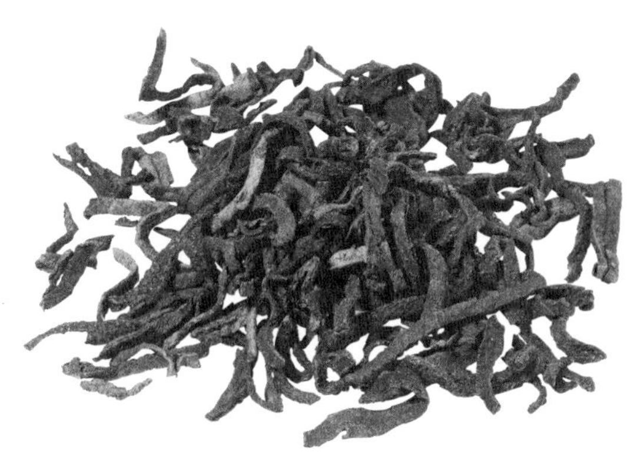

2.氣虛感冒

症狀：發熱惡寒，頭身疼痛，咳嗽鼻塞，自汗出，倦怠無力，短氣懶言，舌淡苔白，脈浮而無力。

藥方：參蘇飲。成分有黨參、甘草、茯苓、蘇葉、葛根、半夏、陳皮、前胡、桔梗、木香、枳殼、生薑、大棗。

按注：若平素氣虛自汗、反覆感冒者，可用玉屏風散進行預防。

3.陽虛感冒

症狀：惡寒重而發熱輕，頭疼身痛，自汗出，咳吐白痰，鼻塞流清涕，面色晃白，形寒肢冷，語聲低微，舌淡胖苔白，脈沉無力。

藥方：麻黃附子細辛湯。成分有麻黃、附子、細辛。

加減：咳嗽痰多者，加杏仁、半夏。

4.血虛感冒

症狀：發熱微惡寒惡風，無汗頭痛，面色無華，唇甲色淡，心悸頭暈，舌淡苔白，脈細。

藥方：七味飲。蔥白、豆豉、葛根、生薑、生地、麥冬。

加減：口渴咽乾者，加天花粉、蘆根；熱重者，加銀花、連翹、黃芩。

5.陰虛感冒

症狀：身熱微風寒，頭痛無汗，頭暈心煩，口渴咽乾，手足心熱，咳嗽少痰，舌紅脈細數。

藥方：加減葳蕤湯。成分有玉竹、蔥白、豆豉、桔梗、薄荷、白薇、甘草、大棗。

6.西瓜蕃茄汁（民間驗方）

配方：取西瓜瓤、蕃茄各半。

做法：絞汁，代茶飲用。

功效：治夏季感冒，發熱、口渴、煩燥、食慾不振、消化不良。

按注：一方單用蕃茄4個也可。

7.薏米扁豆粥（民間驗方）

配方：薏苡仁30克，白扁豆30克，粳米100克。

做法：將上述三味放入鍋內，加水適量，共煮成粥。

服法：每日一劑，分兩次服食，連用三日。

功效：治暑溼型感冒。

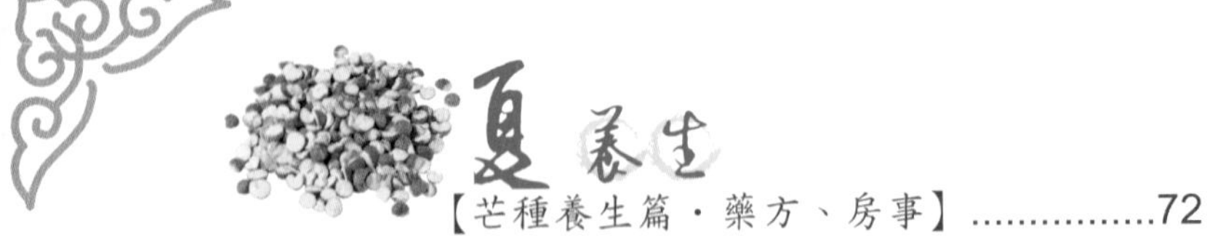

二、日本腦炎

日本腦炎是由腦炎病毒引起的一種急性傳染病，多發病於夏秋季節，經蚊子傳染，10歲以下兒童易感染。

1.診斷要點

◎突然發病，頭痛，噁心，嘔吐，貪睡，沒有精神，脖子發硬，高熱體溫達39至40℃。

◎重者常出現胡言亂語、驚厥、昏迷等症，常伴有呼吸不規則，呼吸深淺不一，甚至有雙吸氣或呼吸暫停等表現。

◎多數患者1週以後體溫逐漸下降，神志漸清。但嚴重的病人仍然不能講話和吞嚥，甚至癱瘓，或者精神失常。

2.蔬果治療

◎莧菜50克，荸薺250克，冰糖適量。用法為每日一劑，兩次水煎，當茶飲。

◎馬齒莧30克，胡蘿蔔纓30克。用法為每日一劑，兩次水煎服。

◎西瓜皮30克，黃豆根15克，炙甘草6克。用法為每日一劑，兩次水煎服。

◎大蒜1個，綠豆15克，生甘草3克。

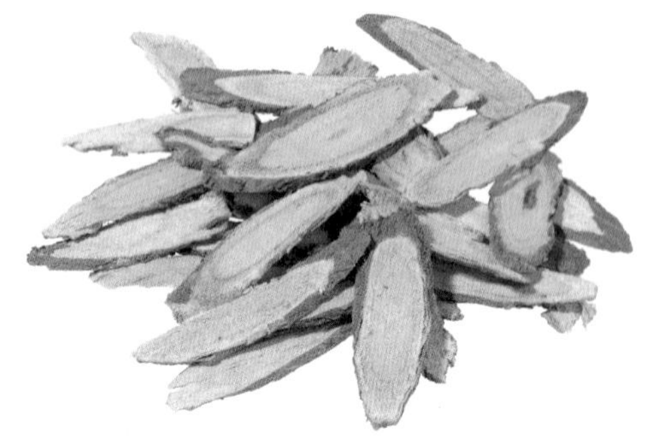

用法為每日一劑，兩次水煎服。

◎鮮蘆根50克，黃瓜藤30克。用法為每日一劑，兩次水煎服。

◎瓜蔞20克，白茅根15克，甘草3克。用法為每日一劑，兩次水煎服。

房事

我國古代道教很重視養生，也很重視「陰陽之道」的研究，而且將其看成重要的修煉方式之一。其主要目的在於保精、致氣、還精、補腦。正如元代李鵬飛在《三元延壽參贊書》中所說：「男女居室，人之大倫，獨陽不生，獨陰不成，人道有不可廢者。」一陰一陽之謂道，偏陰偏陽之謂疾，男女相需好比是天地相合，若男女兩者不合，則違背陰陽之道，猶「若春無秋，若冬無夏，因而合之，是謂聖度，聖人不絕和合之道。」《玉房祕訣》中亦謂：「男女相成，猶天地相生，天地得交令之道，故

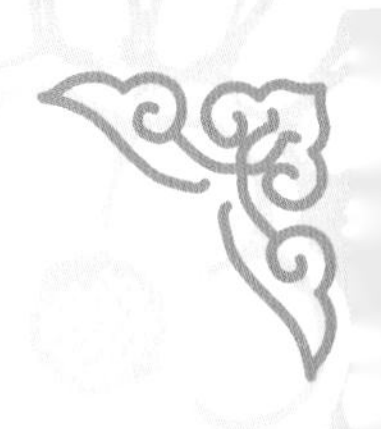

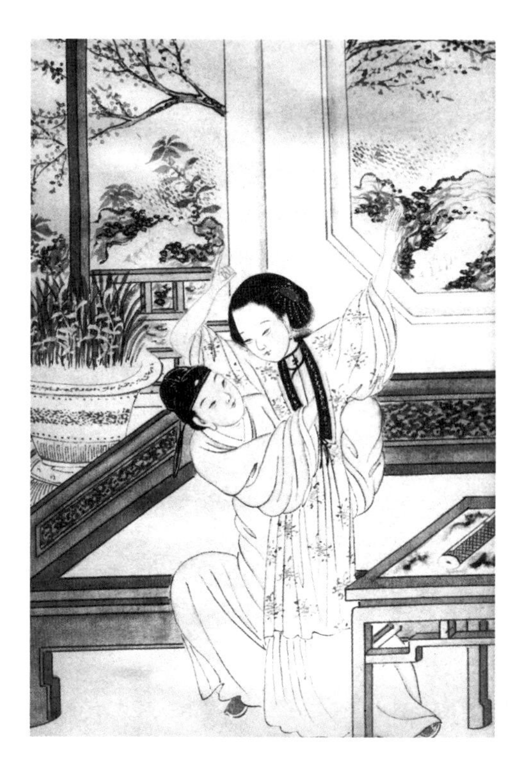

無終竟之限。人失交接之道，故有夭折之漸，能避漸傷之事而得陰陽之道也。」由此可見，房事生活本乎自然之道，這是養生延壽的重要內容之一，是健康長壽的基礎。

古代房事養生的書上說：「欲以御女者，先搖動令其強起，但徐徐接之，令得陰氣，陰氣推之，須臾自強，強而有之，務令遲疏。精動而正閉精，緩息瞑目，偃臥導引，身體更復，可御他女。欲一動則輒易人，易人可長生。若御一女，陰氣既微，為益亦少。又陽道法火，陰道法水，水能制火；陰亦消陽，久用不止，陰氣吸陽，陽則轉損，所得不補所失。但能御十二女子而復不洩者，令人老有美色。若御九十三女而不洩者，年萬歲。凡精少則病，精盡則死。不可不忍，不可不慎。數交而時一洩，精氣隨長，不能使入虛損。若數交接則洩精，精不得長益，則行精盡矣。在家所以數數交接者，一動不洩則贏，得一洩之精減，即不能數交接。但一月輒再洩精，精氣亦自然生長，但遲微不能速起，不如數交接不洩之速也。」這段文字的開頭，介紹了防止早洩的性交方法，並將氣功理論應用於防止洩精上，接下來，便似乎有些淫穢了。這段文字是受世人爭議很大的一段文字，這段文字充分反應了道教中存有縱慾淫亂的糟粕思想，也有的說御九十三女而不洩，反應出我國古人在房事養生學的巨大成就。

我國古代是一個多妻制社會，以上的論述在當時的社會還算適宜。古代養生學強調人的元氣是有限的，而慾望卻是無限的，這種矛盾正是造成人早衰的原因。尤其是房事中的縱慾無度，更是加快人體生理機能的衰

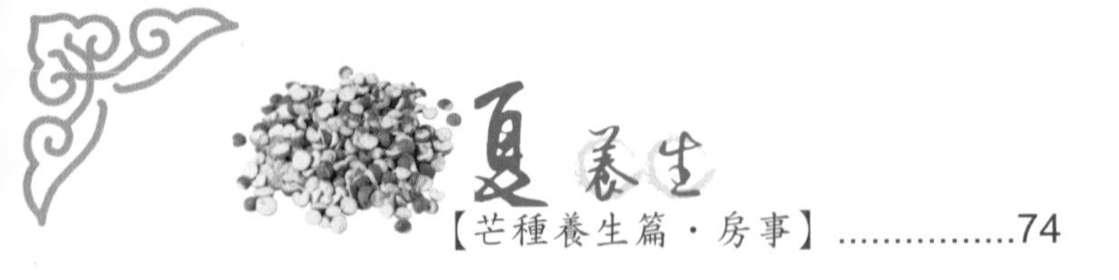

退。上面的御女術，卻是在不用器具的情況下，適於古代多妻制社會房事中應用的一劑良方。

在現代文明社會中，這段文字受譴責是應該的。不過其中寶精不洩的方法卻值得借鑒。交而不洩，其實也就是使身體達到一種慾滿而不縱的境界。這就好比弓拉滿而不放箭一樣，這樣即可達到緩解性慾望的進一步爆發，同時也可使身體保持一種生機勃勃。不過不能去效仿古人的「御九十三女而不洩」，因為道家言論往往有誇大的成分，因為道家思想的祖師爺老莊便已養成這種習慣，這在文學上人們稱之為文學天賦，是文學的一種表現手法。以其思想創建的道教，言辭誇張一下自然也就很正常了。

在炎熱的夏天，節制房事對養生很重要。但強迫、壓抑自己的慾望卻不會有什麼好結果。故此，我在此引用一些古人寶精的方法，以便人們能達到順應四時而養生的目的，不過其中不健康的、不適宜現代社會的東西可不要效仿。

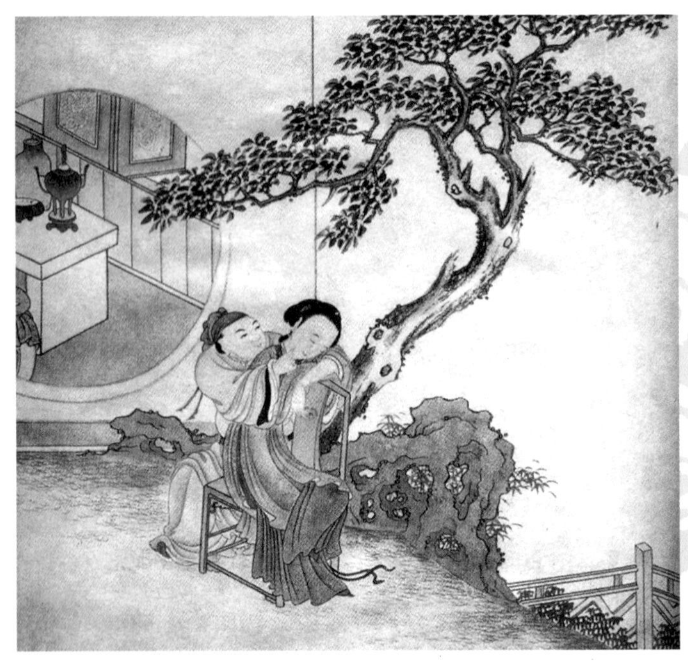

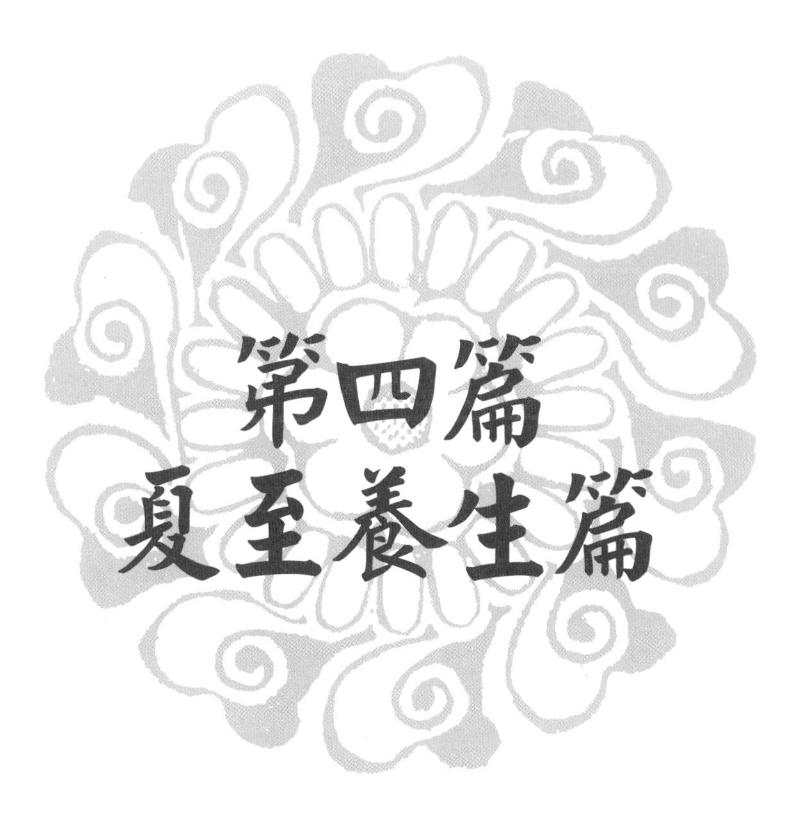

第四篇 夏至養生篇

【節氣諺語】

夏至響雷三伏熱，重陽無雨一冬晴。

夏至不過不熱；冬至不過不寒。

夏至，風颱就出世。

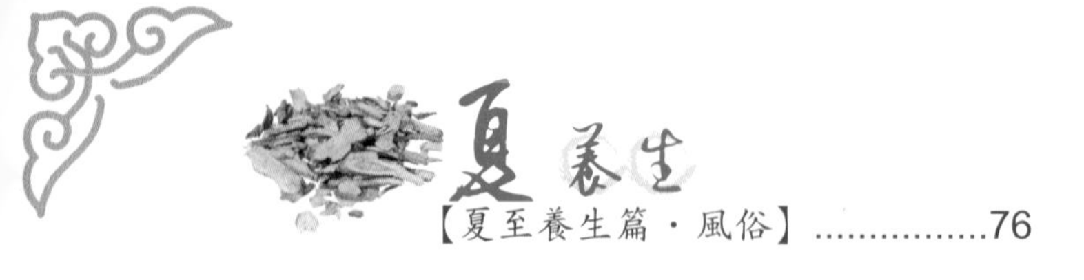

風俗

夏至時斗指乙，太陽黃經為90度，時值陽曆6月21日前後。「夏至」顧名思義是陽極之至的意思。夏至正是盛陽覆蓋其上，而陰氣始生於下，所謂「陰陽爭死生分」的時節，表示喜陰的生物開始滋生，而喜陽的生物將逐漸死去。夏至與冬至是最早被人類測得的兩天，我國遠在以土圭測日的時代，便測到一年之中有一天日影最長，而有一天日影最短。但「夏至」這兩個字，卻在《淮南子》一書中才有所記載。

太陽在黃經90度「夏至點」時，陽光幾乎直射北迴歸線上空，這一天是北半球白晝最長、黑夜最短的一天，從這一天起，進入炎熱季節，天地萬物在此時生長最旺盛，所以古時候又把這一天叫做日北至，意思是太陽運動到最北的一日。過了夏至，太陽逐漸向南移動，北半球白晝一天比一天縮短，黑夜一天比一天加長。從夏至日起，我國氣溫開始進入最熱的階段。由於夏至後的天氣有局部地區對流強、降雨範圍小，所以有「夏雨隔田坎」的說法。

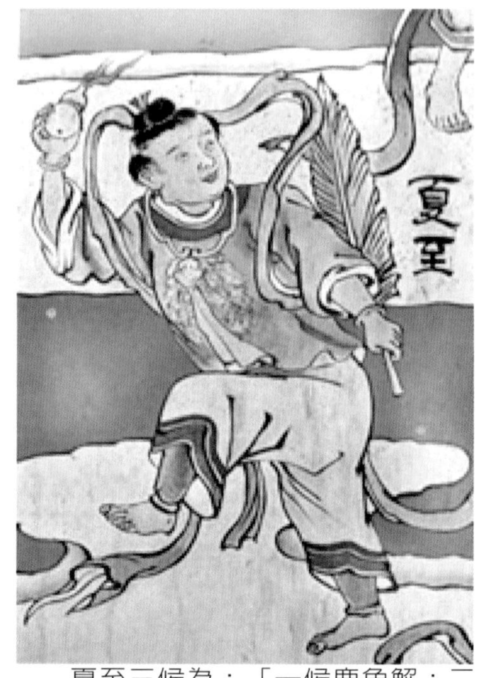

夏至三候為：「一候鹿角解；二候蟬始鳴；三候半夏生。」麋與鹿雖屬同科，但古人認為，二者一屬陰一屬陽：鹿的角朝前生，所以屬陽，夏至日陰氣生而陽氣始衰，所以陽性的鹿角便開始脫落；而麋因屬陰，所以在冬至日角才脫落。第二候的「蟬始鳴」的蟬，在古代寫作「蜩」，蟬的種類有很多，有良蟬（五彩蟬）、唐蟬（大蟬）、寒蟬（秋天而鳴）、夏蟬（夏天鳴叫）等很多種，夏蟬也叫知了，雄性的知了在夏至後因感陰氣之生便鼓翼而鳴。夏至第三候「半夏生」的半夏是一種喜陰的藥草，

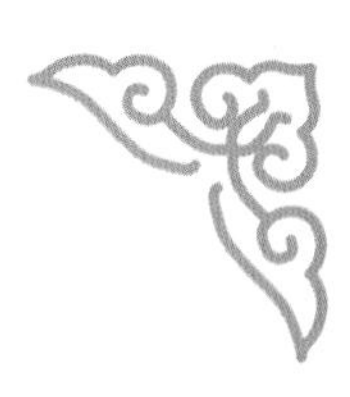

因在仲夏的沼澤地或水田中出生所以得名，也是一種陰性的植物。由此可見，在炎熱的仲夏，一些喜陰的生物開始出現，而陽性的生物卻開始衰退了。

在南方有夏至後數九以示氣溫變化的歌謠，名曰「夏九九」，這種風俗在明、清時便已有確切記載。古人認為「九」為極數，夏至一陰生，九日一變，經九九八十一天後，陽氣衰退而陰氣逐漸旺盛，於是天氣由暑轉涼；而冬至一陽生，經九九八十一天後，陰氣衰退而陽氣旺盛，天氣由寒轉熱。《夏至九九氣候歌》說：「一九二九，扇子不離手；三九二十七，雪水甜如蜜；四九三十六，出汗如沐浴；五九四十五，頭戴秋葉舞；六九五十四，乘涼不入寺；七九六十三，上床尋被單；八九七十二，思量蓋夾被；九九八十一，家家打炭墼。」

夏至日是我國最早的節日。清代之前的夏至日文武百官要放假三天，回家與親人團聚暢飲，以避夏日酷暑，名曰「歇夏」。不單是百官，民間亦有歇夏、歇市的風俗，甚至過去和尚在夏至日也要禁足，不外出去化緣。古代還規定夏至日前後不能曬布、染布和燒炭。農民在夏至日卻不能歇夏，他們將菊花的葉子燒成灰撒在田裡，不但可以起到追肥的作用，還有驅除蟲害的功效。

夏至時節，人們還有在門戶上繫彩色絲綢的習俗，目的是為了防止瘟疫入戶。我國古代瘟疫極其流行，令人恐怖，那時傳說瘟疫是由名叫游光、野重的瘟神疫鬼帶來的。在今人看來有趣的是，「知其名者無瘟疾」那瘟神疫鬼倒是講禮講面，只要你心裡知、眼中有，再把「游光」之類名目寫在新縑掛在門扇，它就不來為害。於是，夏至門上繫新縑，成為風俗。這是一種後來未能廣泛流傳的風俗，大概是後來瘟疫已經很少發生的緣故吧。

古代還有夏至「忌雨」的習俗，農諺說：「夏至風從西北來，園內瓜菜受旱災」、「夏至響雷三伏熱」。由此可見，人類長期的經驗總結是夏至最好無雷無風，氣候才會有利於作物的豐收和身體的健康。古時農家把夏至半個月分為頭時（前三天）、二時（中間五天）和末時（後七天），農人最怕的就是「時中下雨」和「時末打雷下雨」（出自《清嘉錄》）。因為這些時候打雷下雨，多半具有梅雨特徵，對農作物生長弊多利少；而夏至半月過後，正是烈日炎炎的盛夏時節，作物開始需要水分了，所以農家都盼望分龍日（即農曆五月二十日）以後，老天能及時下雨。至今，我國許多農村還流傳著這樣的氣象諺語：「二十分龍二十一雨，石頭縫裡都是米。」

「疰夏」是一種季節性病症，主要源於暑熱和體質虛弱。古人預防疰夏一般也分兩個階段，第一階段從「立夏」開始，這一時段的習俗很多，比如上海人就有立夏之日喫茶葉蛋的風俗；第二階段則從夏至開始，有關「夏至防疰夏」，各地都有一些「吃」的風俗，近人胡樸安在《儀征歲時記》中記載道：「夏至節，人家研豌豆粉，拌蔗霜為糕，饋送親戚，雜以桃杏花紅各果品，謂食之不疰夏。」這說的便是豌豆糕，也叫豌豆

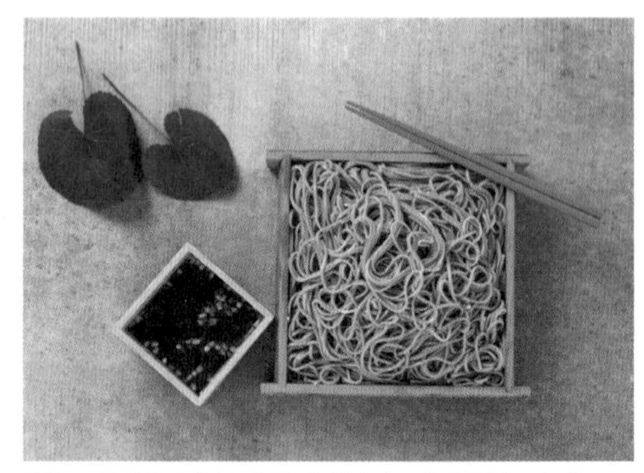

黃，因為豌豆具有退火去暑的功效，是很適合夏季食用的食品。

夏至日食俗中還有「冬至餃子夏至麵」的說法。夏至食麵，一般指的是麵條。南方的麵條種類多，如陽春麵（光麵）、乾湯（醬油、蔥花、豬油拌麵）、菜熬麵、肉絲麵、油渣麵、三鮮麵、片兒川、肉絲炒麵、過橋麵及夏季的麻油涼拌麵等許多種；北方則主要是打滷麵和炸醬麵。因夏至新麥已經登場，所以夏至食麵也有嘗新的意思，所以這日南方也有做麥糊燒的食俗，即以麥粉調糊，攤為薄餅烤熟食之。

舊時，人不分貧富，夏至日要祭祠先祖，俗稱「做夏至」。除常規供品外，特加一盤蒲絲餅。這是人們在嘗新的同時，亦不忘讓祖先也一同品嚐豐收的喜悅。夏至日櫻桃已普遍成

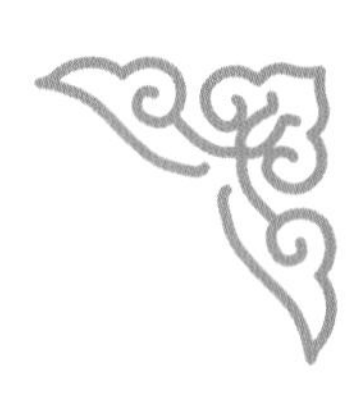

熱，而果中仙品的荔枝也已上市，正是品嚐的大好時機。

起居

夏至之後，我國大部分地區就進入盛夏了。這是一年中最難熬的暑熱關，氣溫高達30°C以上。

俗話說「夏至一陰生」，這是說在夏至節氣中，儘管天氣炎熱，可是陰氣已經開始有所生長。因為此時正處於八卦中的天風卦，卦象中上面五個陽爻，最下面一個陰爻，表示陰氣的開始生長。就因為這一陰的生長，使人在此節氣中便顯得極其脆弱，容易患有各種疾病。所以這一節氣中，合理的養生保健非常重要。

嵇康《養生論》中說「更宜調息靜心，常如冰雪在心，炎熱亦於吾心少減，不可以熱為熱，更生熱矣。」這是說在炎熱的夏天，應當調整呼吸，運用氣功，使心神安靜，意念中存想心中存有冰雪一樣，便不會感到天氣極其炎熱了；不應當被暑熱擾亂心神，使心情煩躁，這樣只能使身體感到天氣更炎熱。這裡強調在夏天要運用氣功和調攝心神的辦法來應對炎熱的夏天，確實是很有見地。

從前唐山大地震中，有一名嬰兒在廢墟中不吃不喝中活了七天之久，而當當救人員將他挖出時，卻發現他身邊的大人沒有一個人還存有生命，這是為什麼呢？據科學家分析說，這是由於嬰兒對所發生的一切，不存有太多

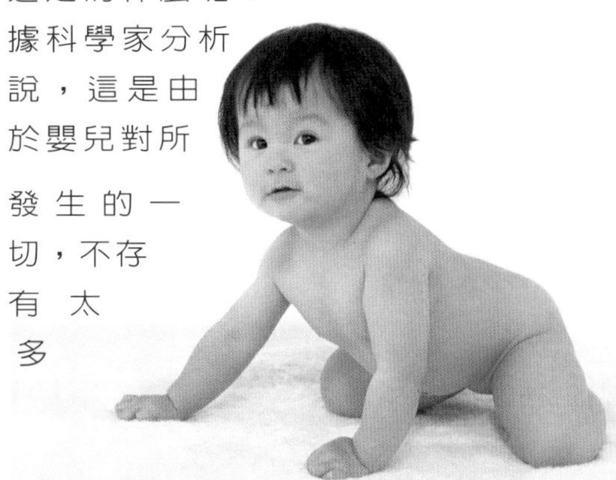

的恐懼，人的心理負擔與人體的能量消耗是成正比的，所以嬰兒在心理負擔極小的情況下消耗體能少，所以能存活很長時間；而他身邊的大人，卻由於過度的緊張、恐懼、憂慮及煩躁等各種不良情緒使體能過度消耗，無法在無水無食的情況下存活很長時間。由此可以看出我國古人強調的調養精神的養生方法是極其科學的。

為順應自然界陰陽的盛衰變

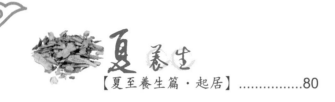

化，一般夏季宜晚睡早起，並利用午睡補充夜裡的睡眠不足；而老弱者則應早睡早起，盡量保持每天有7小時左右的睡眠時間。晨起後在初升的陽光下進行戶外鍛鍊，以順應陽氣的生長；中午氣溫最高，適當午睡能彌補夜間的睡眠不足。據科學家研究調查，炎夏的午睡能降低腦溢血和冠心病的發生率。唐代大醫學家孫思邈認為，老年人所以體弱多病，皆因春夏取涼過多、飲食太冷的原故，所以老弱者在盛夏對冷飲要少吃。

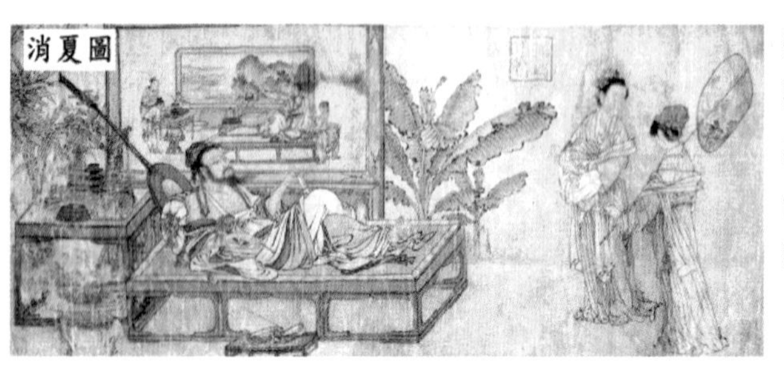

盛夏中，大多數人會有乏力和頭痛、頭暈的症狀，嚴重者可影響日常生活和工作。造成這些症狀的原因，首先是由於氣溫高，人體機能便通過汗腺排汗達到散熱降溫的效果，這樣使身體丟失大量水分，如果不及時補充水分，則會使人體血容量減少，大腦因此而供血不足，故此產生頭痛。人體出汗時體表血管擴張，血液向體表的流量增多，血液的再分配會使血壓偏低的人更加降低，從而產生頭痛，此類頭痛人們稱之為低顱壓或低血壓性頭疼。

其次是人們因睡眠不好、脾胃虛弱、食慾不振而引起頭痛，該類頭痛的原因是由營養不良、血糖偏低，致使大腦缺乏所必須的能量而產生的頭痛。

還有是夏天人們習慣喝冷飲，冷飲甘甜爽口、沁人心肺，但有些人開懷暢飲後即可產生頭痛。這是因為熱的口腔和胃黏膜經不住驟然而來的低溫刺激，致使黏膜下血管發生痙攣，同時反射性地引起腦血管痙攣，這種痙攣雖為時短暫，但它卻使大腦忍受不了突如其來的血液斷流，而得不到迅速做出應激反應，於是讓人產生頭痛，這類頭痛人們稱之為冷飲性頭痛。

綜上所述，儘管夏天頭痛的原因較多，但究其原因均從不同途徑減少了大腦賴以維持正常機能所必須的能量所致，防治夏季頭痛的關鍵是滿足大腦對能量的需求。首先應避免長時間在高溫環境下作業，盡量減少機體的能量消耗。其次要及時補充水分，以22至25℃的開水為宜，同時多吃些新鮮蔬菜水果，以補充水分、維生素及無機鹽的丟失。對往年喝冷飲頭痛的人，應避免飲用冰冷飲料。

心血管病人在此節氣中也應當注意加強身體保健。研究資料表明無論是低溫低溼還是高溫高溼，都容易誘發心肌梗塞和腦血栓。夏季溫度高，促使血管擴張，血壓就會降低，但常常因天氣悶熱、出汗多，使得血液少水而濃縮。為了緩和夏天對人體心血管疾病帶來的利弊之間的矛盾，減少發病率，心血管病人應做到適量飲水，不過分貪涼和多吃冷飲，勤洗澡清潔皮膚，保持脈胳舒通、心律正常和體溫平衡。

從此節氣開始，人體的泌尿系統也特別容易發生問題，其中最容易發生的就是尿路感染與尿結石。人體的泌尿系統包括腎臟、輸尿管、膀胱、尿道，就如同建築物的下水道一般，必須保持通暢。下水道阻塞，則污水滿溢，滋生蚊蠅，久不疏通，則建築物慢慢腐朽、毀壞，到了這種程度，即使疏通，也已經到了不可逆的損壞。尿路系統也是一樣，腎臟製造尿液，經由輸尿管輸送到膀胱貯存，再經由尿道排出，其中任何一個器官出問題都會造成尿路阻塞，滋生細菌，產生結石，結石細菌又互相依存，最後也會造成泌尿系統的腐朽、毀壞（如腎功能不全、尿毒症等）。而夏天出汗多，必須補充足夠的水分（每天至少2500至3000ml），才能使泌尿系統通暢。

尿路感染的症狀一般會產生頻尿、小腹漲痛、尿急、尿道灼熱，甚至產生尿血現象。若是腎臟的感染，可能產生腰痛、發燒、寒顫的症狀。嚴重時細菌可能擴散到身體其他部位，造成敗血症。一般來說，成年女性比男性易患尿路感染，這是因為女性的尿道較短，大約只有4公分長，來自腸道的細菌，尤其是大腸桿菌，常在女性外陰部滋生，再由尿道侵入膀胱，尤其房事不注意衛生時，這些細菌更易侵入。還有女人一般會覺得頻繁去廁所會讓別人認為不正常，於是養成限制飲水量或憋尿習慣，這樣更易導致尿路感染。主要預防之道為充分喝水、多上廁所和不憋尿。

天氣炎熱使人體排汗量增加，如

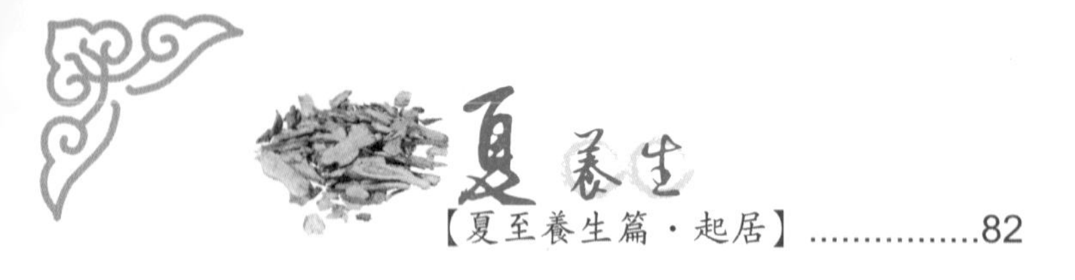

沒有及時補充水分，集尿系統內便會有結晶物產生，進而造成結石。典型症狀是疼痛、血尿及尿路感染。結石的治療必須依據其大小、位置、臨床表現而定，可以利用體外震波碎石機或內視鏡加以擊碎，進而排出；真正需要開刀取石的並不多。預防之道仍在多喝水，因為結石的生成與尿液濃縮有關。一般戶外工作者、司機、上班族及外勤業務員等均較易患有尿結石，所以從這一節氣開始，這些人應當注意做好預防。

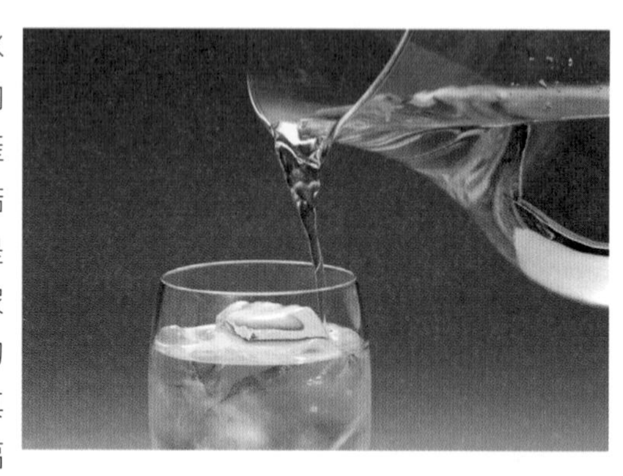

此時也是冬病夏治的大好時機。慢性氣管炎、支氣管炎、氣腫等疾病，一般在冬季發作頻繁，而到了夏天則發作較少或基本不發作。顯然，夏季的氣候條件充當了自然醫藥，也應驗了「天人相應」的道理，中醫講究辨證論治，「急則治其標，緩則治其本」，相對那些因寒冷而發卻到夏季轉輕的疾病，提出冬病夏治的治療方法是十分有意義的，這些患者在夏天針對自己的疾病採用吃中藥、食療或氣功療法均會收到很好的療效。

夏季運動最好選擇在清晨或傍晚天氣較涼爽時進行，場地宜選擇在河湖水邊、公園庭院等空氣新鮮的地方，或者可以到森林、海濱地區去療養、度假。運動的項目以散步、慢跑、太極拳、健身操為好，不宜做過分劇烈的活動，若運動過激，可導致大汗淋漓，汗洩太多，不但傷陰氣，也宜損陽氣。在運動鍛鍊過程中，出汗過多時，可適當飲用淡鹽開水或綠豆鹽水湯，切不可飲用大量涼開水，更不能立即用冷水沖頭、淋浴，否則會引起寒溼痺症、黃汗等多種疾病。

夏季最好的運動便是游泳，一般從6月就可以開始了。游泳時水的浮力使全身關節不受身體重力的影響，處於完全放鬆的狀態，因此對肩關節、膝關節大有裨益。游泳可以加快血液循環，對防止心血管病的發生也有好處，被譽為「血管體操」。但是游泳不宜在空腹或飽食後立刻進行，那樣容易引起消化不良或低血糖昏厥。另

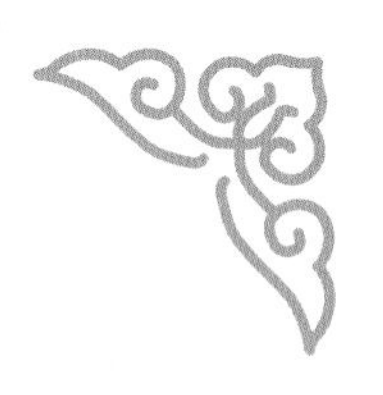

外，游泳前應充分活動肢體，以免發生抽搐的情況。初學者不宜在水中時間過長，一般在30分鐘左右為宜。

游泳時除要防止抽筋、溺水等意外事故外，還須注意保護五官。結膜炎是游泳中常見感染疾病之一，表現為眼紅腫、異物感、疼痛不適等，其中最常見的是游泳池性結膜炎和細菌引起的急性結膜炎。游泳時最好戴防水眼鏡，若游泳後感眼部不適，可點用消炎眼液進行預防，注意勿用手揉眼或用不潔毛巾擦眼。當「紅眼病」流行時最好不去游泳，以防傳染。

中耳炎在游泳後發生者臨床亦不少見，多因池水進耳或屏氣、呼吸氣不勻所致，以耳痛為主要表現。當池水入耳後，可將頭向入水側傾斜，或輔以單腳跳動，使其自然流出，切忌用手或物去摳。為防止池水進耳，最好是戴耳塞。

鼻及鼻竇炎常因嗆水或吸氣時鼻內入水引起，可出現鼻塞、鼻痛、鼻流黏涕或頭痛等症狀。池水進鼻後，不可用手捏緊兩鼻孔使勁擤，而應指壓單側鼻孔逐一輕輕擤，或內吸後自口中吐出。

咽喉炎多在嗆水或吞水後誘發，除咽喉不適或疼痛外，常伴有咳嗽。重者須加用抗生素治療，並且應該及時去醫院檢查。

在炎熱的盛夏，合理的穿著打扮對身體健康也很重要。在服裝上貪求涼快時，也要小心曝曬於陽光下紫外線對皮膚的傷害，甚至引發癌變。金屬首飾如耳環、項鏈、手鐲等含有鎳、鉻，可引起接觸性皮膚炎。夏至後陽光變得極為強烈，可戴護目鏡或墨鏡來保護眼睛。過量紫外線照射可引起角膜水腫，失去原來的光澤和彈性，使瞳孔對光反應遲鈍，視力下降；紫外線的長時間作用，還可導致水晶體硬化和鈣化，誘發白內障。另外，少數對紫外線過敏的人，還可能引起視網膜炎等眼疾，嚴重損害視力。

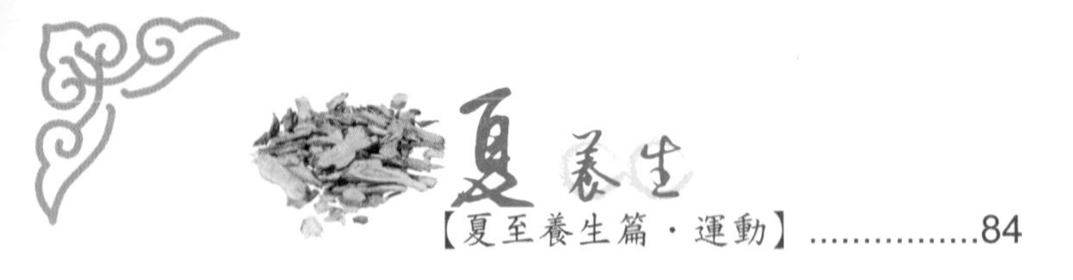

運動

一、夏至五月中坐功

《遵生八箋》中原文如下：「運主少陽三氣，時配少陰心君火。坐功：每日寅、卯時，跪坐，伸手叉指，屈指腳換踏，左右各五七次，叩齒，納清吐濁，咽液。治病：風溼積滯，腕膝痛，臂痛，後廉痛，厥，掌中熱痛，兩腎內痛，腰背痛，身體重。」

夏至日，陽光幾乎直射北迴歸線，北半球白晝最長，其後陽光直射位置向南移動，白晝漸短，天文學上規定夏至為北半球夏季開始。夏至起短時間內氣溫繼續升高，生物生長十分旺盛。本法以「夏至」命名，正是順應這一時令特點而制定的氣功鍛鍊方法，適宜於夏至時節鍛鍊，可於夏至時開始，練至小暑為止。手少陰心經經脈直行者，從心系直行上肺，出腋下，沿上肢內側後緣，過肘，經掌後銳骨，至小指內側端，交於手太陽小腸經。本法所主治病症腕膝、臂、後廉等處疼痛，掌中熱而痛，雖云屬風溼積滯，實與心經病變有關。至於腰背痛、腿膝痛、身體重及腎內痛，則可究原於風溼積滯。採用本功法鍛鍊，對這類病症均有較好的防治作用。

適應病症：風溼積帶、腕膝痠痛、肩背及肌肉酸痛、氣閉昏厥、掌心發熱、兩腎及腰背內痛、體重乏力等。

具體方法：每日凌晨三至七點時，跪坐、伸手按地，雙腿輪換呈蹬踏狀。左右各五至七次，然後牙齒叩動三十六次，調息吐納，津液嚥入丹田九次。

二、便祕疏導功

適應病症：老年性便祕，習慣性便祕。

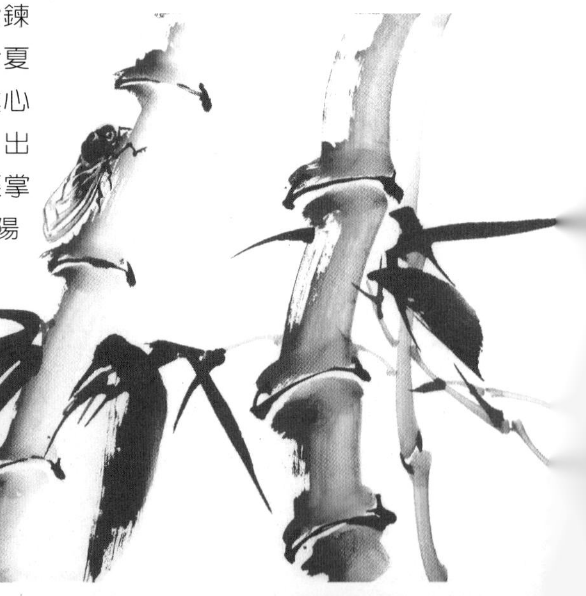

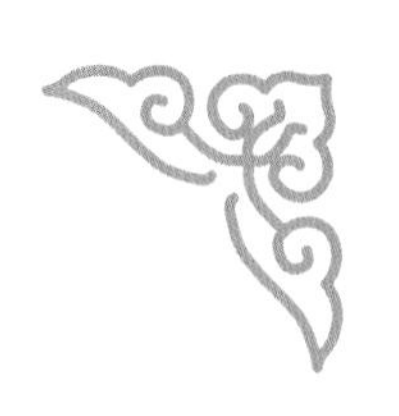

具體方法：自然站立，雙腳分開與肩同寬，雙臂自然下垂，掌心朝內側，中指指尖緊貼風市穴，拔頂，舌抵上顎，提肛，淨除心中雜念。兩眼平遠視，兩臂側平上起45度。意念想大拇指與食指分開，以中指為軸，大拇指食指向後轉至最大限度，然後放鬆，兩掌自然返回，連續翻轉20分鐘。此功最好每晚睡前練，一般當晚或次日清晨即可大便。

【編按：大拇指爲手太陰肺經，食指爲大腸經，意念大指與食指即肺與大腸相表裡。年老體弱不能站立練功者，可坐著，用兩手食指肚由睛明穴（位在內眼角，左右各一穴）沿鼻兩側向下撫按至迎香穴（鼻孔外側，左右各一穴），撫按時意念小腹及肛門，每次撫按108次，每天早晚各做一次。】

三、健腦開智功

適應病症：此功法可防治腦血管硬化，增強記憶力，開發大腦智力。

具體方法：端坐於椅子上，兩腳分開與肩同寬，大腿與小腿呈90度角，軀幹伸直，全身放鬆，下頜向內微收，兩眼輕閉，兩手合谷相對，手心向內置於小腹部。或者自然站立，雙腳分開與肩同寬，雙臂自然下垂，掌心朝內側，中指指尖緊貼風市穴，拔頂，舌抵上顎，提肛，淨除心中雜念，兩眼輕閉，兩手合谷相對，手心向內置於小腹部。吸氣時意想頭頂百會穴，呼氣時意想腦後風池穴，一呼一吸為一息，共做108息。兩手上抬至頭頂兩側，手掌向上、向後沿兩側頭頂劃圓弧108次，再反向劃圓弧108次，劃完兩手鬆垂下落至大腿兩側即收功。

【編按：百會穴位於頭頂正中央。風池穴位在枕骨之下、第二頸椎兩旁的髮際凹陷處，左右各一穴。】

四、治糖尿病功

適應病症：糖尿病，腹痛。

具體方法：雙腿併攏站立，雙臂自然垂下，兩掌心貼近股骨外側，中指指尖緊貼風市穴，拔頂，舌抵上顎，卻除心中雜念。鬆肩垂肘，兩臂左右展開，向前劃弧，合掌當胸。兩掌向前下伸直，指尖向前，略高於肚臍。左掌翻轉朝上，左肘後徹，兩手向左肋劃平圓，右小臂緊貼左肋。劃完大拇指翻轉朝上，轉腰兩掌回到

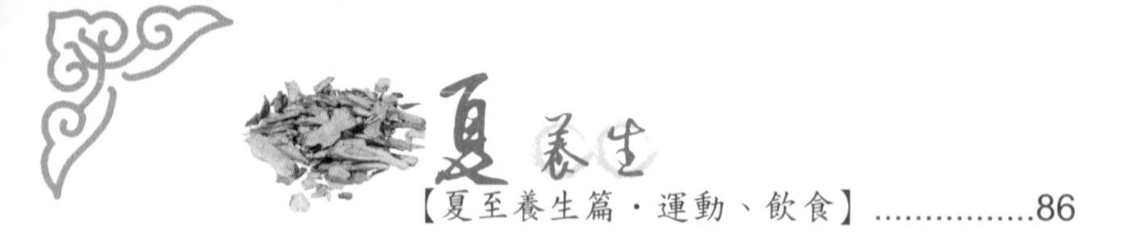

體前。右掌再翻轉朝上，右肘後撤，兩掌向右劃平圓，至左小臂緊貼右肋為度。兩大拇指轉向上轉腰，兩掌回到體前。左邊劃一個平圓弧，右邊劃一個平圓弧為一次，做24次。做完收功，仍然合掌當胸。兩小指分開，無名指分開，中指分開，食指分開，大拇指分開，兩臂自然下垂。然後雙腿併攏站立，雙臂自然垂下，兩掌心貼近股骨外側，中指指尖緊貼風市穴，拔頂，舌抵上顎，卻除心中雜念，左手食指點按承漿穴36下。

【編按：承漿穴位於下顎唇溝凹陷的正中央處。】

五、玉枕觀想功

適應病症：後腦痛症。

具體方法：自然站立，雙腳分開與肩同寬，雙臂自然下垂，掌心朝內側，中指指尖緊貼風市穴，拔頂，舌抵上顎，提肛，淨除心中雜念。全身放鬆，意念觀想腦後玉枕穴，可促進小周天運動，增加丘腦腦垂體的分泌。每次練功20分鐘以上，每日早晚各練一次。

【編按：玉枕穴爲脊柱與後腦銜接的部位。】

六、艾灸長壽功

適應病症：每當交節，氣候變化，慢性疾病易復犯，特別是年老體弱者尤甚，在節日當天、早晚均可，用艾卷將肚子炙熱，即可防止慢性疾病復犯，又可健康長壽。

具體方法：端坐於椅子上，兩腳分開與肩同寬，大腿與小腿呈90度角，軀幹伸直，全身放鬆，下頷向內微收。每年春分、秋分、冬至、夏至四個交節日，用艾卷（針灸穴位用的，中藥房有售）點燃，離肚臍3至5公分處，對正肚臍灸，肚臍內熱了可使艾卷稍離遠點，每次灸20分鐘。

七、《勿藥元詮》中調息功法

原文：「調息一法，貫徹三教，大之可以入道，小用亦可養生，故迦文垂教以視鼻端，自數出入息，為止觀初門。莊子《南華經》曰：至人之息以踵。《大易・隨卦》曰：君子以嚮晦入晏息。王龍溪曰：古之至人，有息無睡，故曰嚮晦入晏息。晏息之法，當嚮晦時耳無聞，目無見，四體

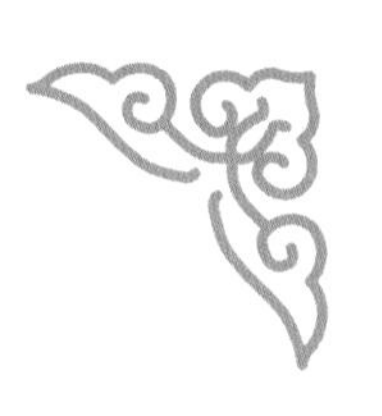

無動，心無所慮，如種火相似，先天元神元氣停育相抱，真意綿綿，開合自然，與虛空同體，故能與虛空同壽也。世人終日營擾，精神困憊，夜間靠此一睡，始彀一日之用，一點靈光盡為後天濁氣所掩，是謂陽陷於陰也。調息之法不拘時候，隨便而坐，平直其身，縱任其體，不倚不曲，解衣緩帶，務令調適，口中舌攪數遍，微微呵出濁氣，鼻中微微納之，或三五遍，或一二遍，有津嚥下，叩齒數通，舌抵上顎，唇齒相著，兩目垂簾，令朧朧然，漸次調息。不喘不粗，或數息出，或數息入，從一至十，從十至百，攝心在數，勿令散亂。如心息想依，雜念不生，則止勿數，任其自然，坐久愈妙。若欲起身，須徐徐舒放手足，勿得遽起。能勤行之，靜中光景，種種奇特，直可明心悟道，不但養身全生而已也。調息有四相：呼吸有聲者，風也，守風則散：雖無聲而鼻中澀滯者，喘也，守喘則結；不聲不滯而往來有形者，氣也，守氣則勞；不聲不滯，出入綿綿，若存若亡，神氣相依，是息想也。息調則心定，真氣往來，自能奪天地之造化，息息歸根，命之蒂也。蘇子瞻《養生頌》曰：已饑方食，未飽先止，散步逍遙，務令腹空。當腹空時即便入室，不拘晝夜，坐臥自便，唯在攝身，使如木偶，常自念言：我今此身，若少動搖，如毫髮許，便墮地獄，如商君法，如孫武令，事在必行，有死無犯。又用佛語及老聃語，視鼻端，自數出入息，綿綿若存，用之不勤，數至數百，此心寂然，此身兀然與虛空等，不煩禁制，自然不動。數至數千，或不能數，則有一法，名之曰隨，與息俱出，復與俱入，隨之不已，一旦自在，不在不入，忽覺此息從毛竅中八萬四千，雲蒸雨散，無始以來，諸病自除，諸障自滅，自然明悟，譬如盲人忽然有眼，此時何用求人指路，是故老人言盡於此。」

此功法為氣功修煉的基礎，同時也是欲強身健體、祛病延年者必修之法，故應仔細領會，勤加修煉。

飲食

夏時心火當令，心火過旺則克肺金（五行的觀點），故《金匱要略》有「夏不食心」的說法，即是說夏天不能對心臟補益太過的意思。根據五行（夏為火）、五成（夏為長）、五

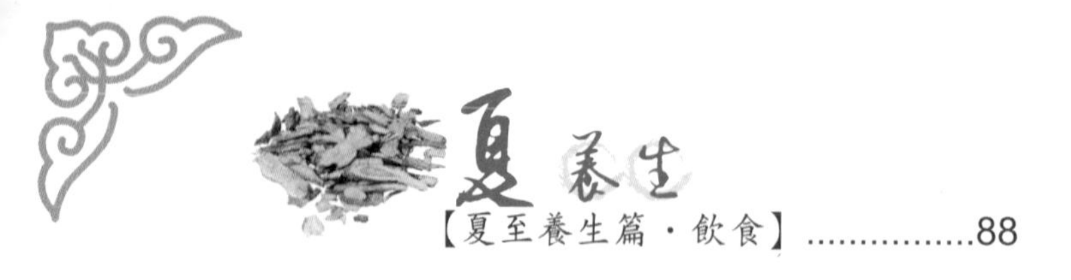

臟（屬心）、五味（宜苦）的相互關係，味苦之物亦能助心氣而制肺氣。

夏季又是多汗的季節，出汗多，則鹽分損失也多，若心肌缺鹽，心臟搏動就會出現失常。中醫認為此時宜多食酸味，以固表，多食鹹味以補心。《素問・臧氣法時論》上說：「心主夏，心苦緩，急食酸以收之」，「心欲耎，急食鹹以耎之，用鹹補之，甘瀉之」。就是說藏氣好軟，故以鹹柔軟也。

從陰陽學角度看，夏月伏陰在內，飲食不可過寒，如《頤身集》所說：「夏季心旺腎衰，雖大熱不宜吃冷淘冰雪，蜜水、涼粉、冷粥。飽腹受寒，必起霍亂。」心旺腎衰，即外熱內寒之意，因其外熱內寒，故夏季冷食不宜多吃，少則猶可，貪多定會寒傷脾胃，令人吐瀉。西瓜、綠豆湯、烏梅小豆湯，雖為解渴消暑之佳品，但不宜冰鎮飲用。按中醫學的臟與臟之間的關係講「腎無心之火則水寒，心無腎之水則火熾。心必得腎水以滋潤，腎必得心火以溫暖」，從中不難看出心、腎之間的重要關係。

夏季氣候炎熱，人的消化功能相對較弱，因此，飲食宜清淡不宜肥甘厚味，要多食雜糧以寒其體，不可過食熱性食物，以免助熱；冷食瓜果當適可而止，不可過食，以免損傷脾胃；厚味肥膩之品宜少勿多，以免化熱生風，激發疔瘡之疾。

盛夏暑熱最使人傷津耗氣，加之體表毛細血管擴張，血液多集中於體表，胃腸血液相對不足，更易使老弱者消化不良食慾減退。因此老弱者度盛夏應多吃清暑、益氣、生津、易消化的食物。綠豆粥能清熱解毒利水消腫；蓮子粥（蓮子20克，薏米、芡實各10克，白木耳少許）能滋陰養神，清熱解暑，還能醫治燥熱失眠；紫菜湯（紫菜15克，冬菇50克，蘆筍10克，味精、料酒適量）不僅能清暑熱、補身體，對動脈硬化、高血壓也有醫療作用；每天吃點帶有酸味、苦味的食品，能防止出汗過多，對汗腺有收斂作用。

盛夏強調

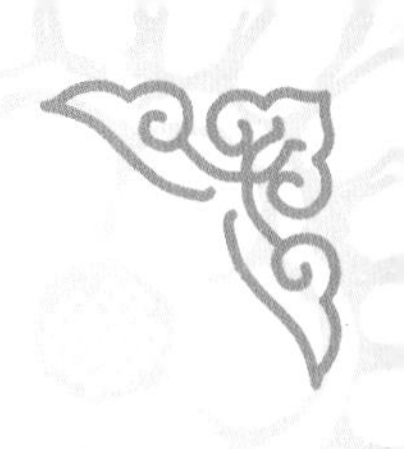

老弱者飲食宜清淡，但過於清淡也不好，因為隨著大量汗水排出的不僅是水和鹽，更有大量的蛋白質、維生素，特別是鈣和鋅也會隨汗液排出，老弱者盛夏適當吃些瘦肉、魚類、蛋類還是很有必要的。

夏季應當補充水分，防止血液濃縮給身體帶來的各種疾患。水在人體內起著至關重要的作用：水維持著人體內正常的生理功能；水和其他物質構成血液、淋巴液，負責把營養輸送給全身；由水參與的各種消化液能幫助身體攝取營養；體內代謝物的清除也有賴於水的幫助；水能保持肺泡的溼潤，有利於呼吸；水是全身各關節的潤滑劑，更是神經系統的緩衝劑。

盛夏人常常大汗淋漓，特別是勞動鍛鍊之後，體液消耗極多，若不及時補水會嚴重影響健康。體內缺水，一則會使血液濃縮、血流變緩、出現血栓，從而增加大腦血栓、冠心病的發病率；二則會使尿液濃縮，影響腎臟對毒素的清除，易形成尿結石和尿路感染；三則易使皮膚乾燥，皺紋增多，加速人體衰老；四則會使津液減少，使胃腸分泌物更加不足，引起大便乾燥，產生內毒素，引發腹脹、頭暈等中毒症狀。因此，老弱者度盛夏要及時補水。

老年人對體內缺水反應能力低，若到渴急了才喝水已為時過晚，應採用「多次少飲」的補水方法，這是因為人的體液是逐漸消耗的，所以一次喝水不能過多，否則會出現胃腸不適、頭暈等症狀。

老弱者活動量較少，體內含水量也相對少些，每天補水2500毫升足矣。晨起空腹飲水500毫升，不但能沖刷胃腸利於通便，更能將已經濃縮了的血液稀釋，減少心血管病的發生。飲水半小時後，水已經吸收入血，此時進食會吃得更香。據美國生理學博士約翰研究發現：20℃至25℃的白開水與生物體內細胞中的水性質很相似，極易被身體所吸收，代謝速度也快，並能使血液中血紅蛋白量增加，這不僅能增強人體的免疫功能，還能促使體內的酵素活性增強，及時清除肌肉中的乳酸，消除疲勞。此外，豆漿、淡茶水也為盛夏補水佳飲。

夏季人們喜愛飲用啤酒。啤酒素有「液體麵包」之譽，在墨西哥召開的世界第九次營養食品會議上被正

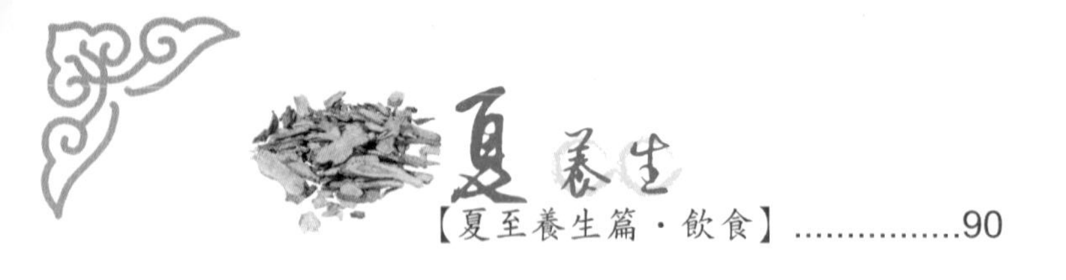

式列為營養食品。不過，啤酒並非人人皆宜，有些人則不宜喝啤酒，如痛風患者絕對不能喝啤酒。痛風是嘌呤代謝失常，使嘌呤核酸的最終代謝產物尿酸增多，引起高尿酸血症，導致發生痛風性關節炎、尿酸性腎結石、腎功能減退，而啤酒內含大量嘌呤核酸，可誘使痛風急性發作。另外慢性胃炎患者也不宜喝啤酒，原因是啤酒進入人體後，會使胃壁減少分泌可保護胃黏膜的前列腺素E2，造成胃黏膜損害，引起食慾減退、上腹脹滿，所以萎縮性胃炎患者絕對不能喝啤酒。還有心臟功能不好的患者也不宜喝啤酒。因為啤酒含有大量水分，會增加心臟負擔，使心臟組織出現脂肪細胞，引起心肌肥厚，會造成人的心力衰竭。

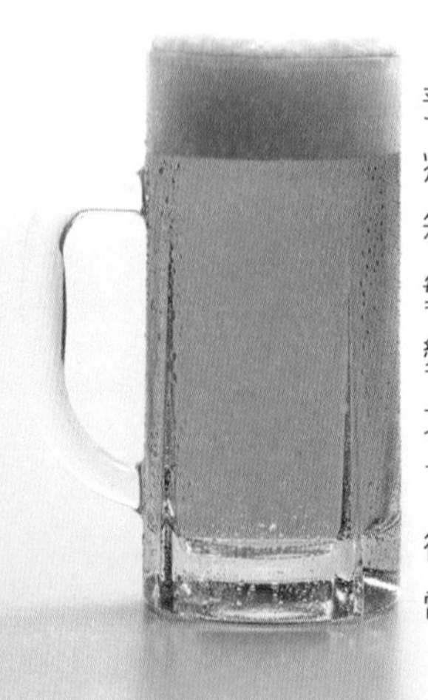

夏季還要預防「冰箱病」。盛夏，箱門啓閉頻繁，箱溫驟變，為細菌大量繁殖創造了適宜環境；很多家庭使用電冰箱很少進行過認真的清洗、消毒，更為細菌的繁殖創造了條件。吃了這種被細菌污染，而又未煮透的食物，就會染上腸炎，其症狀為噁心、腹疼、腹瀉，並伴有發熱，極容易誤診為闌尾炎。

要預防這類腸炎，一是定期對冰箱進行清洗、消毒，夏季每月一次。可用0.5%的漂白水擦洗，特別注意擦洗箱縫、拐角、隔架，然後再用乾淨溼布抹乾淨。二是生熟分倉分放，並用塑膠袋加以封裝，防止互相感染。三是存放時間不宜過長，存放的熟食一定要加熱煮沸再吃，存放的瓜果要洗滌乾淨後再吃。患有胃炎、心臟病的人宜少吃或不吃長時間在冰箱中存放過的食物。

夏令喝湯既可獲得養料，又能補足水分，一舉兩得。有兩種湯餚最值得提倡：一種是雞湯（母雞湯更優），因含有特殊抗病成分，有防治感冒、支氣管炎的作用；二是番茄湯（燒好待冷卻後再喝），所含茄紅素有一定的抗前列腺癌和保護心臟的功效，最適合於男子。

夏季飲食也可進補，關鍵在於選准補品。比如鴨肉就是很適宜夏季

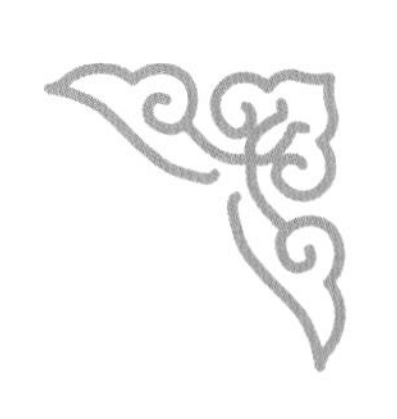

的補品，鴨肉不僅富含人在夏天急需的蛋白質等營養，而且能防疾療病。奧妙在於鴨屬水禽，性寒涼，從中醫「熱者寒之」的治病原則看，特別適合體內有熱、上火的人食用，如低燒、虛弱、食少、大便乾燥和水腫等，而這類疾病多見於夏季。如鴨與火腿、海參共燉，燉出的鴨汁善補五臟之陰；鴨肉同糯米煮粥，有養胃、補血、生津之功，對病後體虛大有裨益；鴨同海帶燉食，能軟化血管、降低血壓，可防治動脈硬化、高血壓、心臟病；鴨肉和竹筍燉食，可治痔瘡出血。可見夏季應多吃些鴨肉類食品。

一、食療方

1.荷葉茯苓粥

配方：荷葉1張，茯苓50克，粳米或小米100克，白糖適量。

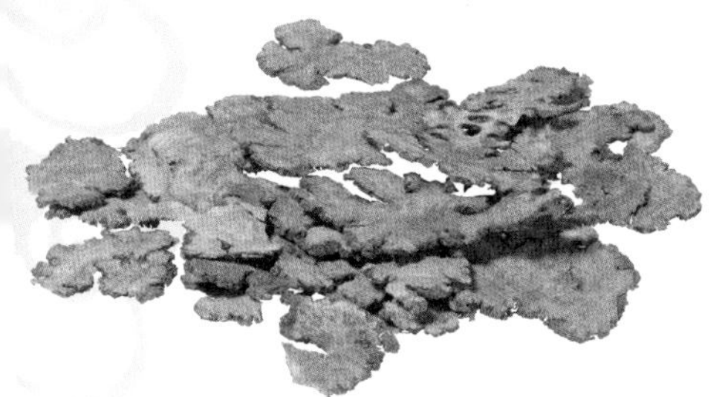

做法：先將荷葉煎湯並去渣。把茯苓、洗淨的粳米或小米加入荷葉藥湯中，同煮為粥，出鍋前將白糖入鍋。

功效：此方具有清熱解暑、寧心安神、止瀉止痢之功效。另外對心血管疾病、神經衰弱者亦有療效。

2.涼拌萵筍

配方：鮮萵筍350克，蔥、香油、味精、鹽、白糖各適量。

做法：萵筍洗淨去皮，切成長條小塊，盛入盤內加精鹽攪拌，醃1小時，瀝去水分，加入味精、白糖拌勻。將蔥切成蔥花撒在萵筍上，鍋燒熱放入香油，待油熱時澆在蔥花上，攪拌均勻即可。

功效：此方具有利五臟、通經脈之功效。

3.奶油冬瓜球

配方：冬瓜500克，煉乳20克，熟火腿10克，精鹽、鮮湯、香油、太白粉、味精各適量。

做法：冬瓜去皮、洗淨，削成見圓小球，入沸水略煮後，倒入冷水使之冷卻。將冬瓜球排放在大碗內，加鹽、味精、鮮湯上籠用武火蒸30分鐘取出。把冬瓜球復入盆中，湯倒入鍋中加煉乳煮沸後，用太白粉勾芡，冬瓜球入鍋內，淋上香油

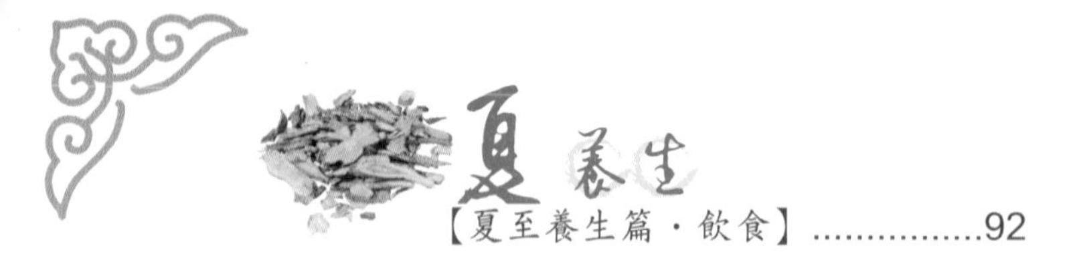

攪拌均勻，最後撒上火腿末出鍋即成。

功效：此方具有清熱解毒、生津除煩、補虛損、益脾胃之功效。

4.兔肉健脾湯

配方：兔肉200克，淮山30克，枸杞子15克，黨參15克，黃耆15克，大棗30克。

做法：兔肉洗淨與其他配料以武火同煮，煮沸後改文火繼續煎煮2小時，湯、肉同食。

功效：此方具有健脾益氣之功效。

5.鯽魚糯米粥

配方：鯽魚1條（約150克），糯米50克。

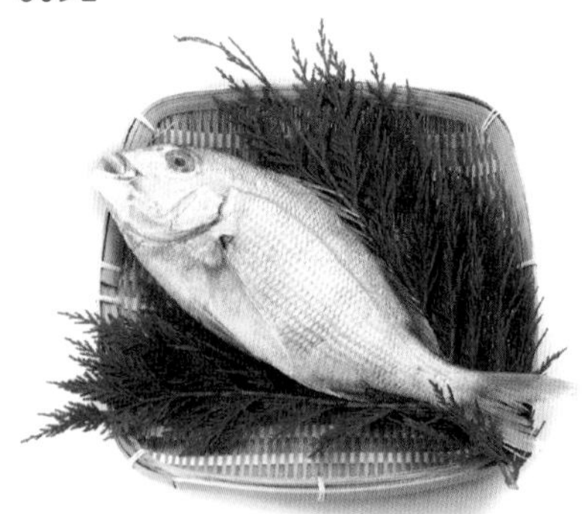

做法：將魚洗淨去肚雜，與糯米同放鍋中煮粥。

服法：每週服二次，兩個月為一個療程。

功效：此方滋補體質，對低血壓病很有療效。

6.紅棗栗子燜雞

配方：紅棗15克，栗子150克，雞一隻。

做法：將雞洗淨切成塊，猛火煸炒，後加佐料，至八成熟，加入紅棗、栗子燜熟食之。

功效：此方滋補體質，對低血壓病很有療效。

7.蓮子羹

配方：新鮮蓮子300克，冰糖50克，桂花醬6克，太白粉3克，櫻桃10多個。

做法：將蓮子煮熟、去蕊，鍋內放入冰糖，煮化後放入蓮子及用開水調開的太白粉，熄火後放入桂花醬、櫻桃攪勻後即可食用。

功效：此方滋補體質，對低血壓病很有療效。

8.可可煉乳茶

配方：可可粉10克，煉乳20毫升，白糖15克。

做法：可可粉加入煉乳和白糖，熱開水沖服。

功效：此方滋補體質，對低血壓病

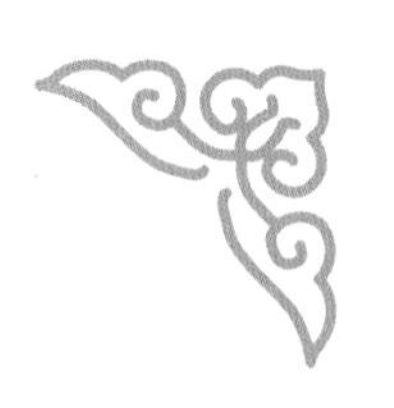

很有療效。

9.荔枝幹煲粥

配方：荔枝幹10至15個，粳米適量。

做法：荔枝幹去殼除核，與粳米同煮粥（酌加淮山、蓮子同煮，功效更佳）。

功效：此方滋補體質，對低血壓病很有療效。

10.百合煮豆

配方：綠豆30克，紅豆15克，百合15克。

做法：共洗淨加水煮熟，頓食。

服法：早晚各一劑，常食。

功效：此方主治體質虛弱、低血壓及面斑。

11.胡桃豆漿

配方：胡桃仁30克，牛乳200克，豆漿200克，黑芝麻20克，白糖適量。

做法：將胡桃仁、黑芝麻研末，與牛乳、豆漿混合均勻，入鍋煎煮，煮沸後加入白糖即可。

服法：每次一碗，每日二次，常服。

功效：此方主治腎虛體弱、低血壓及面斑。

12.健脾褪斑湯

配方：薏苡仁50克，蓮子30克，龍眼肉8克，芡實30克，蜂蜜適量。

做法：前四味配料洗淨入鍋，加水適量，旺火燒沸後，微火煮1小時，最後調入蜂蜜即成。

服法：頓食，吃蓮子飲湯，每日一劑，常食。

功效：此方主治體質虛弱、低血壓及面斑。

13.豬腎粥

配方：豬腎1對，粳米200克，山藥100克，薏苡仁50克，鹽、味精適量。

做法：將豬腎去筋膜、臊脾，切碎，洗淨，與山藥、薏苡仁、粳米共加水適量，用旺火燒沸後，改小火煨爛成粥，加入食鹽、味精即成。

服法：每日一劑，分二次食用，可常食。

功效：此方主治肝腎虛弱及面斑。

14.蓮子單食

配方：蓮子10餘枚。

服法：生吃。

功效：可美容，去除眼角皺紋。

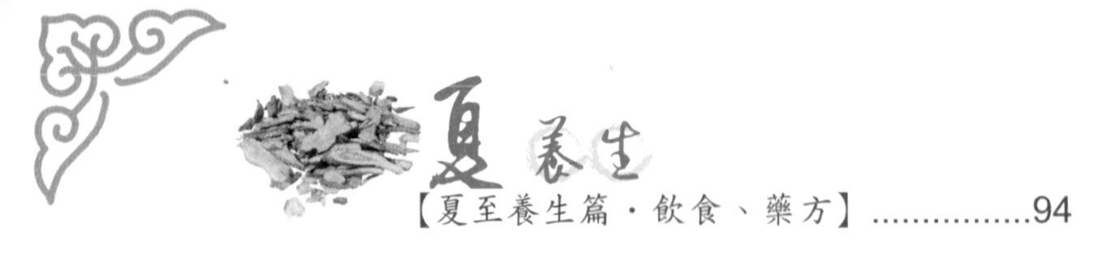

15.荷蓮丸

配方：荷花210克，蓮藕240克，蓮子270克。

做法：上述三味採收後陰放半乾，用鍋蒸熟後曬乾，共研細末，煉蜜為丸，每丸9克。

服法：每次服一丸，早晚開水送服。

功效：此方具有美容功效，可去除面部皺斑。

藥方

一、暑溼感冒方

暑溼感冒方多發生於夏季，發高熱，頭暈，頭脹，心中煩熱，身倦無汗，口渴喜飲，可伴有噁心嘔吐、小便短而色黃、舌苔黃膩，治療時，應選用以下具有清暑解表、芳香化濁的驗方。

◎浮萍30克，鮮荷葉9克，西瓜皮12克。用水煎後去渣服，汗出為度。

◎藿香9克，銀花15克，扁豆花9克，厚樸6克。每日一劑，水煎分二次服。

◎六一散12克，薄荷6克。將前述藥放於杯中，用開水沖泡後代茶飲。

二、治泌尿結石方

泌尿系結石症是指腎臟、輸尿管、膀胱及尿道結石而言，是一種常見的疾病，與全身代謝和泌尿系器官疾病有密切的關係。其臨床表現往往發生腎紋痛、血尿、尿路梗阻狀及繼發性炎症。根據資料，以膀胱結石為最多，輸尿管結石次之，腎結石又次之，尿路結石為最少。

傳統醫學中很早（約公元前三世紀）就有關於「砂淋」、「石淋」、「血淋」的記載，古人認為除三因學說外，都歸納為：「腎虛而膀胱有熱」，「初則為熱淋、血淋、膏淋。久則火煉而成砂石，即為『砂淋』。大則成石，為『石淋』，如罐之久煎而生鹼也」（華佗中藏經）。這正相似於現代醫學的平衡失調和新陳代謝紊亂等說法。現介紹驗方如下：

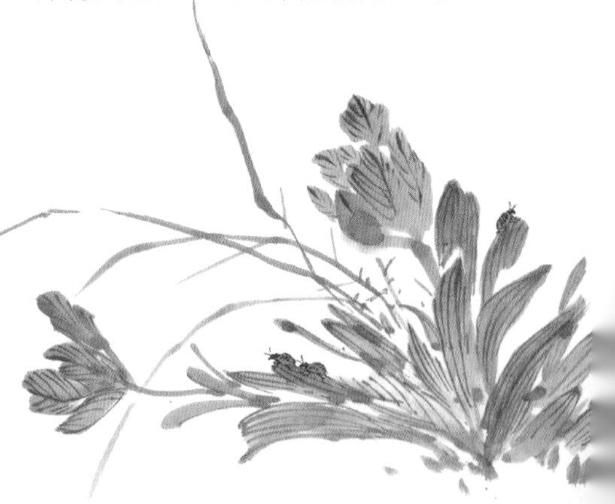

1.尿道結石症

配方：雞內金10克，芒硝（後下）6至15克，沉香（後下）3克，陳皮10克，香櫞12克，香附12克，連翹15克，海金沙（包煎）15克，金錢草30至60克，石葦30克，丹參30克，元胡12克。

功效：健胃降氣排石。主治泌尿系統結石。

2.泌尿系統結石病驗方

配方：金錢草30克，海金沙30克，滑石30克，雞內金6克，瞿麥15克，萹蓄15克，車前15克，木通10克，竹葉10克，牛膝10克，地龍10克，茅根20克。

功效：清化溼熱，通淋排石。主治溼熱蘊結下焦、膀胱氣化不利之泌尿系統結石，症見腰及小腹陣發性絞痛難忍、小便不通、腎及膀胱區明顯叩痛等。

加減：熱甚、便祕時加大黃、玄明粉、琥珀；溼重、氣滯、血瘀者加薏苡米、台烏、王不留行；腎陰虛者配合六味地黃丸或胡桃泥。

3.泌尿系統結石病驗方

配方：鮮萬貫草（排錢草）、鮮燈盞菜、鮮藕節、鮮扁柏、糯米各15克。

服法：共搗爛取汁，以蜂蜜調服，每日一劑。

功效：主治泌尿系統結石病。

4.泌尿系統結石病驗方

配方：老松節120克，車前草60克。

功效：主治尿路結石、血尿、泌尿系統結石病。

服法：以水煎服，每日一劑。

按注：又有一方為苧麻根、嫩尾各60克，搗爛，以開水泡服，每日一劑。

5.化石湯

配方：生地25克，川金錢草50克，冬葵於25克，胡桃仁50克，石葦15克，滑石25克，（包煎），瞿麥20克，炒車前子25克（包煎），川牛膝25克，生甘草10克。

服法：水煎，每日一劑，分三次溫服。

6.化石散

配方：琥珀30克，芒硝100克，

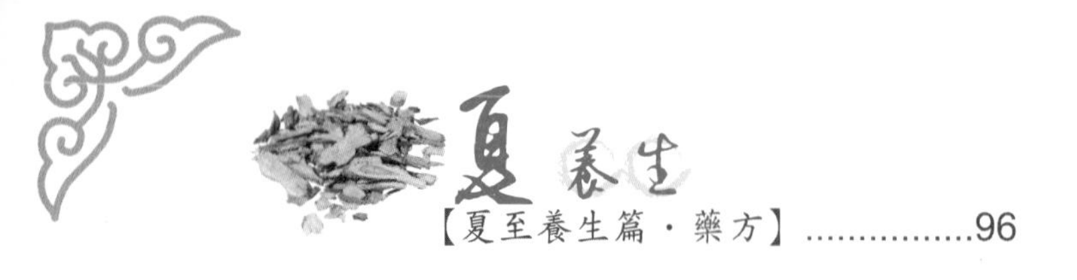

硼砂20克，海金沙10克。

做法：上藥共研為細末。

服法：每次服5克，日服三次。

7.治尿結石方

配方：三稜15克，莪朮15克，穿山甲10克，王不留行5克，金錢草50克，海金沙20克，雞內金10克，石葦20克，車前子女5克，萹蓄15克，滑石20克，牛膝25克，枳殼15克。

服法：每日一劑，以水煎服。

加減：肉眼可見血尿者，加小薊、旱蓮草、白茅根；絞痛者加延胡、赤芍、烏藥；腎陽虛者加巫蓉、菟絲子；腎陰虛者加枸杞、熟地、龜板；腎積水者加炒白芥子、赤小豆、桑白皮；小便有膿球白細胞者加梔子、蒲公英、地丁。

三、頭痛

1.三汁飲

配方：生藕汁100至250克，西瓜汁200至250克，雪梨汁50至150克。

服法：將三汁混合，慢慢飲服。若在冰箱冷藏後服用，效果更佳。

功效：主治頭痛。

2.薄荷糖塊

配方：薄荷粉30克（或食用薄荷油5毫升），白糖500克。

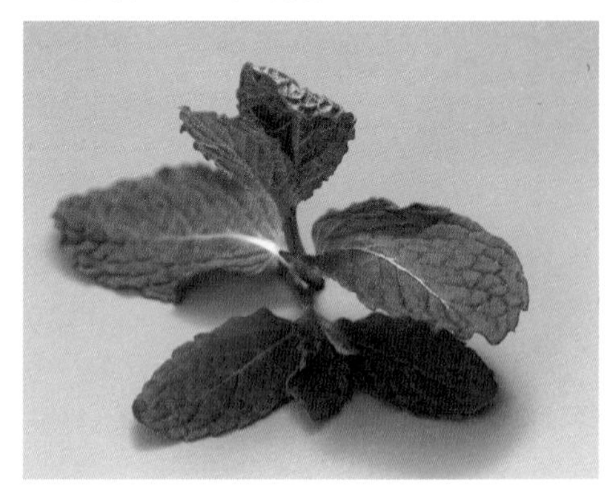

做法：將白糖放入鍋內加水少許，以文火煎熬至較稠厚時，加入薄荷粉調勻，繼續煎熬，至挑起即成絲狀而不黏手時，離火將糖放在塗用食用油的大瓷缸中，待稍冷，將糖分割成100塊左右即可，不拘時食用。

功效：主治頭痛。

3.白菜薑糖茶

配方：乾白菜1塊，生薑3片，紅糖60克。

做法：上三味加水煎湯，飲服。

功效：主治頭痛。

4.草魚青香湯

功效：主治風虛頭痛。

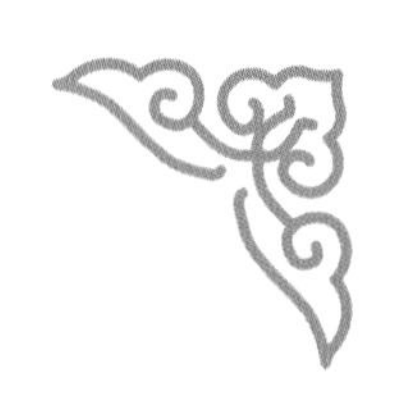

配方：草魚1條，青蔥一把，香菜125克。

做法：將草魚、青蔥、香菜同煮食之。

按注：另有一方是單用草魚或取草魚頭治之也有效。

5.豬腦蒸紅糖

配方：豬腦一具，紅糖30克。

做法：兩者同蒸熟後，切塊服食。

功效：主治腦震盪後遺症之頭痛、頭昏等。

6.芹菜根炒雞蛋

配方：芹菜根5個，雞蛋1顆。

做法：芹菜根洗淨搗爛，炒雞蛋吃。

功效：主治頭風痛。

7.山藥杞子燉豬腦

配方：豬腦1具，枸杞子10克，懷山藥50克，精鹽、味精、料酒適量。

做法：將豬腦洗淨，與懷山藥及枸杞子同放砂鍋內，加適量水及料酒燉至熟。加入適量的精鹽及味精調味服食。

功效：主治頭痛、眩暈。

8.羊肉麥片湯

配方：羊肉1000克，大麥粉1000克，豆粉1000克，草果5克，生薑10克，胡椒適量。

做法：先將草果、生薑、羊肉三者加適量清水，用大火煮沸後改用文火，將羊肉燉爛，將大麥粉、豆粉加水和成麵團，按常規做成麵片，放入羊肉湯內煮熟，加胡椒、食鹽、味精調味。當正餐食用。

功效：主治偏頭痛。

9.桃仁煎

配方：核桃仁15克。

做法：將核桃仁用水煎，再加適量白糖沖服，每日二次。

功效：主治偏頭痛。

按注：一方加黃酒。

10.葵花子雞湯

配方：葵花子適量，母雞一隻。

做法：將葵花子去殼，和母雞燉湯服用。

功效：主治頭痛，眩暈。

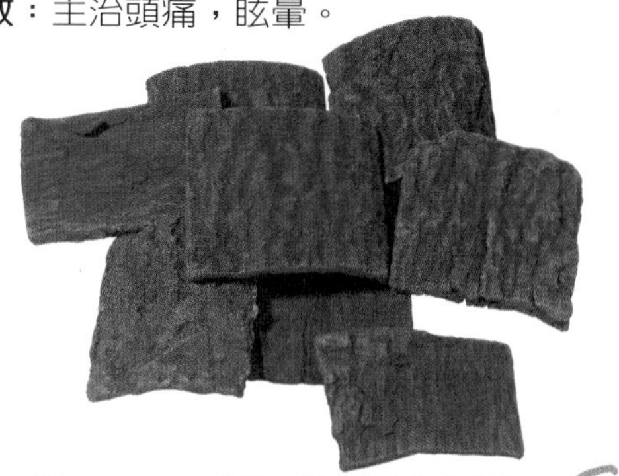

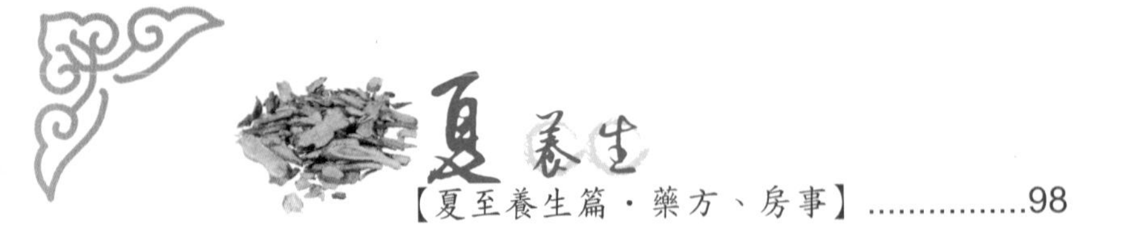

11.雞蛋芹菜根

配方：芹菜根適量，雞蛋2顆。

做法：將芹菜根洗淨搗爛，並打入雞蛋共煮來吃。

功效：主治頭風痛。

12.杞子燉羊腦

配方：枸杞子30克，羊腦1副。

做法：隔水燉熟，調味，服食。

功效：主治血虛頭痛、眩暈、癲癇。

按注：一方單用羊腦效果也佳。

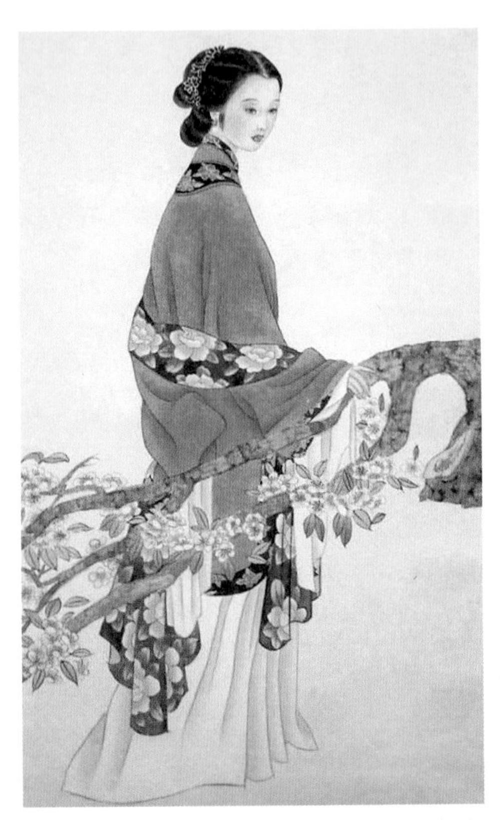

房事

在此節氣中，告訴大家古代房事中的「七損八益」，以便人們在古傳的基礎上進一步掌握現代的性生活方式。

《黃帝內經》裡說：「能知七損八益，則二者可調，不知用此，則早衰之節也。」這說明掌握和理解「七損八益」對於人體健康是很重要的。在馬王堆三號漢墓出土的竹簡醫書《養生方》和《天下至道談》也談到了人的性與性功能保養的問題，其中《天下至道談》中的性保養，就比較具體談到「七損八益」，書中說道：「氣有八益，有七損。不能用八益去七損，則行年四十而有陰氣自半也，五十而起居衰，六十而耳目不聰明，七十下枯上竭，陰氣不用，深泣留出。令之復壯有道，去七損以抵其病，用八益以補其氣，是故老者復壯，壯不衰。」由此可見，所謂「七損八益」，是指性生活中有損健康的七種表現和八種有益保持精氣，有

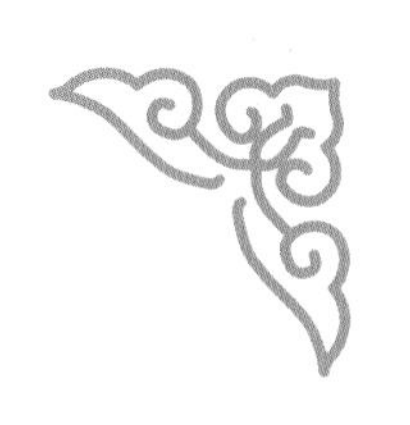

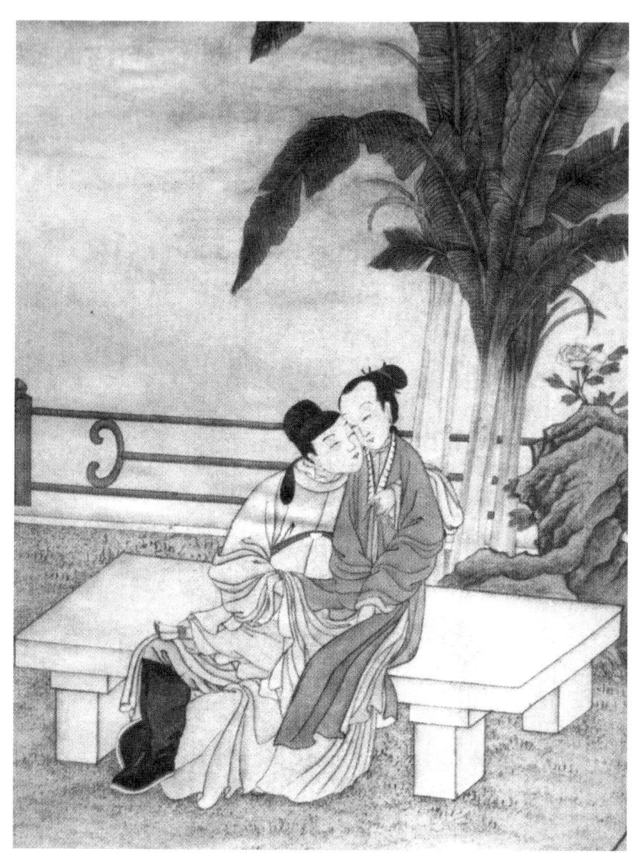

利性生活的引導動作，如果能很好運用，可以避免七種有損害的表現，達到性生活和諧。

《天下至道談》對「七損」說得很清楚：「一曰閉，二曰洩，三曰竭，四曰勿，五曰煩，六曰絶，七曰費。」即一損是性交時陰莖疼痛，精道不通，甚至無精可洩，這叫內閉。二損指性交時大汗淋漓，這叫陽氣外洩。三損是性生活不加節制，交接無度，徒使精液虛耗，稱為「竭」或「衰腠」。四損是交合時陽痿不舉，故曰「勿」。五損指交接時呼吸梗促，氣喘噓噓，心中懊惱，神昏意亂，這就叫煩。六損是說在女方根本沒有性衝動或性要求時，男方性情急躁，不善於等待，甚至態度粗暴，強行交合，這樣的性生活自然極不協調，將會給女方帶來很大痛苦，不僅損害其身心健康，還會影響胎孕的優劣，給下一代造成危害，因而叫「絶」，意即陷入絶境。七損是指交接時急速圖快，濫施瀉洩，徒然耗散精氣而已，所以叫做「費」。

「八益」指的是寓氣功導引於兩性交媾活動中，使身體受益的八個事項。《天下至道談》中寫道：「一曰治氣，二曰致沫，三曰知時，四曰蓄氣，五曰和沫，六曰積氣，七曰持贏，八曰定頃。」即一益是指性交之前應先練氣功導引，導氣運行，

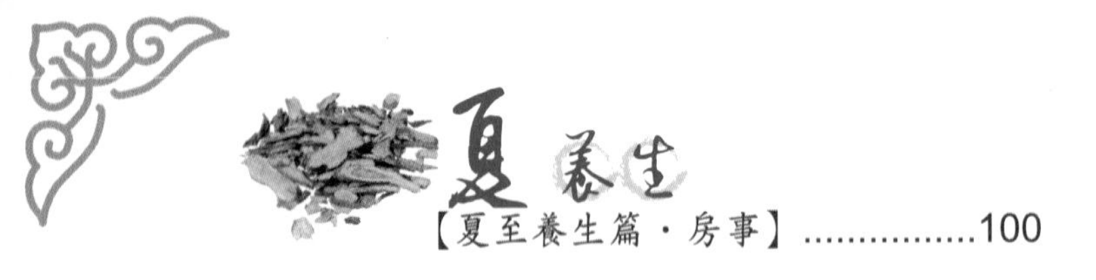

使週身氣血流暢，故曰「治氣」。二益是說舌下含津液，不時吞服，可滋補身體；又指致其陰液，亦為交合之所不可少者，這些都叫做「治沫」。三益是說要善於掌握交合的時機，這就叫做「知時」。四益即蓄養精氣，做到強忍精液不洩。五益是指上吞唾液，不含陽液，雙方在交合中非常協調。六益是說交合適可而止，不可精疲力竭，以便積蓄精氣。七益是說交合之時留有餘地，保持精氣充盈，做到不傷元氣，叫「持贏」，即持盈。八益是說兩性交合時，男方不要戀歡不止，稱為「定頃」，即防止傾倒之意。

由上可知，這裡所說的「七損八益」是非常有益健康的，對男女健康的性生活，減少性交隱患，乃至下一代的優生保健，都有著重要的意義。

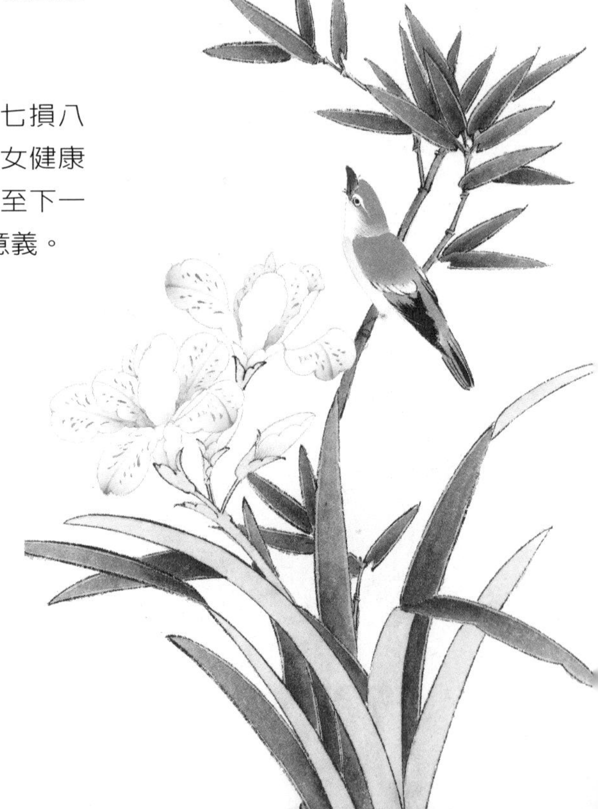

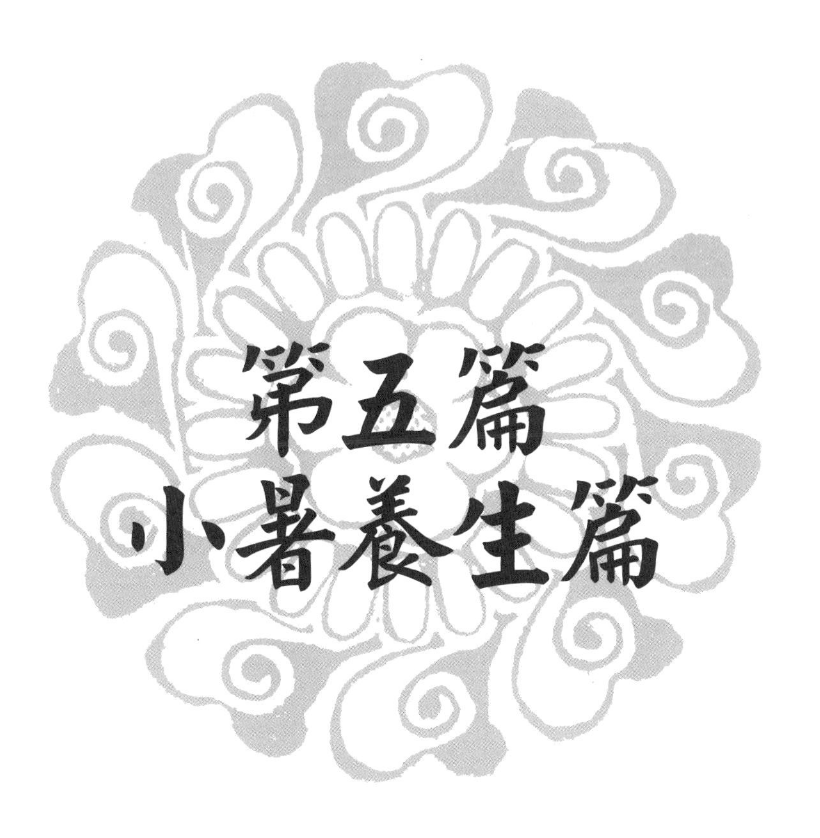

第五篇 小暑養生篇

【節氣諺語】

小暑過，一日熱三分。

小暑一聲雷，翻轉倒黃梅。

小暑驚東風，大暑驚紅霞。

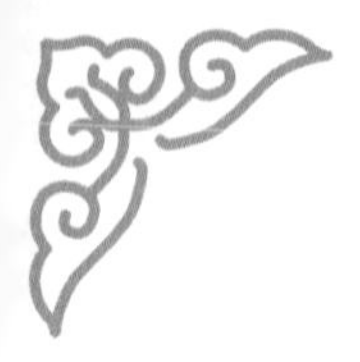

風俗

小暑時斗指辛，太陽黃經為105度，時值陽曆7月7日前後。此時天氣已熱，尚未達到極點，所以稱作「小暑」。時至小暑，已是綠樹濃蔭，炎熱之感漸漸襲上來，最高氣溫可達35℃以上。

農諺說：「小暑一聲雷，翻轉倒黃梅。」又說：「小暑之中逢酷熱，五穀田禾多不結。」這是說小暑這天如果有雨，會使天氣轉為黃梅雨天，或者如果小暑節氣中遇到乾旱酷熱的天氣，都會對農業的豐收不利。如此看來，小暑時的氣候，對農業的豐收極其重要。

小暑三候為：「一候溫風至；二候蟋蟀居宇；三候鷹始鷙。」意思是說一到小暑節氣，大地上便不再有一絲涼風，而是所有的風中都帶著熱浪。《詩經・七月》中描述蟋蟀的字句有「七月在野，八月在宇，九月在戶，十月蟋蟀入我床下。」文中所說的八月即是夏曆的六月，也就是小暑節氣的時候，由於此時天氣炎熱，所以蟋蟀離開炎熱的田野，到庭院的牆角下以避暑熱。在這一節氣中，天空

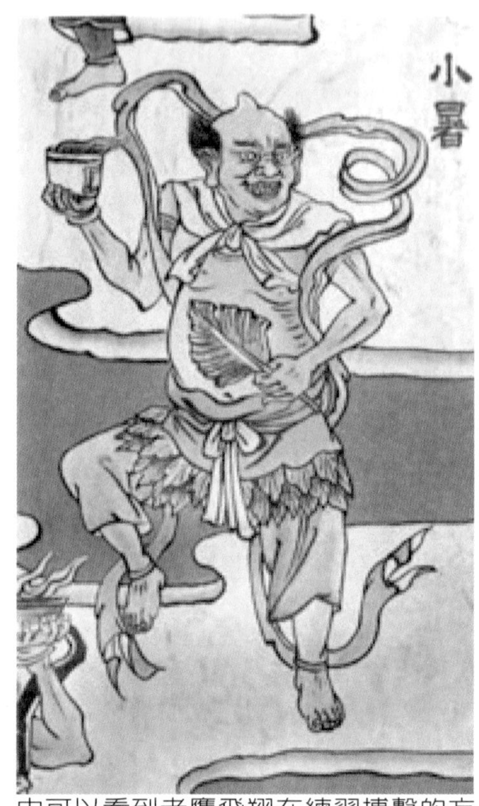

中可以看到老鷹飛翔在練習搏擊的方法，也就是說老鷹因地面氣溫太高而在清涼的高空中活動。

俗話說「熱在三伏」，此時也正是將進入伏天的開始，我國民間將夏至後第三個庚日定為初伏的開始，過十天後的庚日為二伏，立秋後第一個庚日為末伏。一般情況下伏天共三十天，如果入伏日早，伏天便會有四十天，這段時間是一年中最熱的時

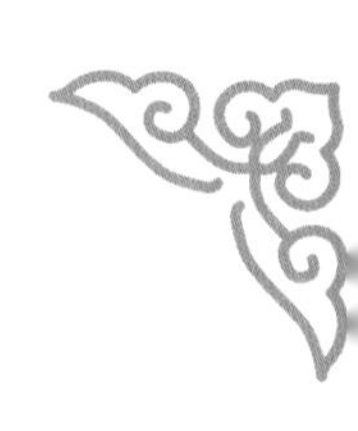

間。過伏天的習俗在春秋時便已有記載，漢朝以後成為一個重要的節日。「伏」即伏藏的意思，小暑過後，天氣炎熱，蟋蟀到牆角避暑氣，老鷹在高空避暑氣，所以人也應當少外出以避暑氣。因此我國一直有「歇暑」的習俗，古代帝王都有專為避暑而建造的宮殿，如宋朝在汴梁建造了碧玉壺、風泉館及萬荷莊，清代的圓明園、頤和園和避暑山莊等，都是很著名的帝王避暑場所。

民間度過三伏天的辦法，要吃很多清涼消暑的食品。此時瓜果正好成熟，所以古人便將瓜果浸在剛剛從井中打上來的水裡，等浸得很涼了再吃，由於瓜類比水輕往往漂在水面上，而李子等果品因比水沉則會沉入水底，所以名曰「浮瓜沉李」。每到這一時節，家家戶戶浮瓜沉李，卻為一件賞心樂事。三伏天民間的飲食很有特色，俗話說「頭伏餃子二伏麵，三伏烙餅攤雞蛋。」這種吃法便是為了使身體多出汗，排出體內的各種毒素。

六月是荷花（蓮花）盛開的季節，炎炎夏日，池邊荷花出污泥而不染，荷香飄遠，賞荷是夏日消暑的雅事。農曆六月初四是民間傳說的荷花生日，古人往往剪桃箋為蓮花瓣的樣子，散入池中以為慶祝。荷花在佛教中有著極高的地位，佛教的極樂世界裡，眾生皆為蓮花的化身，並且蓮花還是宣告佛陀誕生而開放的花朵。

此時，南方的兩季稻已經成熟，所以南方亦有六月食新的風俗。所謂食新就是嘗新米，具體日期城鄉各地不一定相同，一般是小暑過後，逢卯日食新。在鄉間，將割下的稻穀碾成米，做好飯先供祀五穀大神和祖先，然後請幫忙割禾的人一同吃嘗新酒。在城市則一般買少許新米與老米同

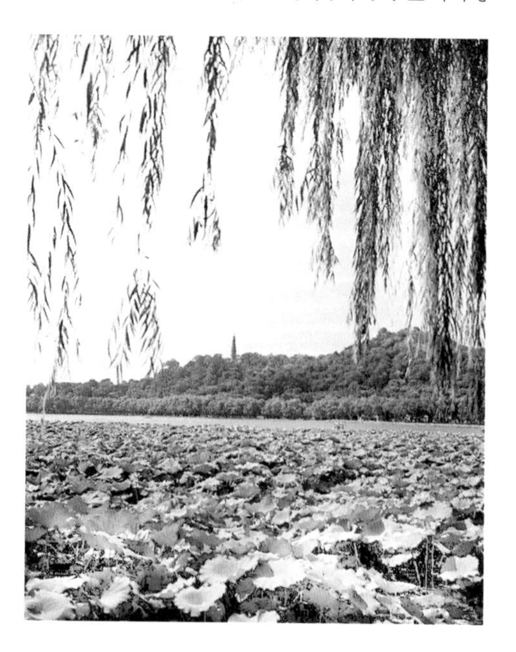

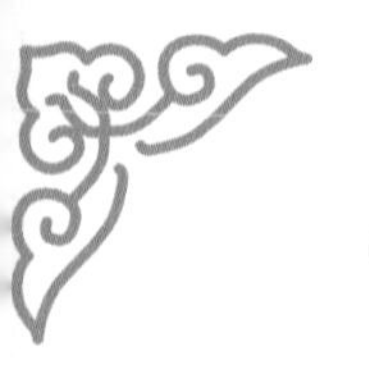

煮，加以新上市的蔬菜和酒肉，也謂之食新；供品主要有苦瓜、絲瓜、茄子，俗謂：「苦瓜保佑大家，茄子保佑老婆。」

農曆六月初一，在豫東和豫南（河南）都有六月初一過小年的說法，特別是農村更為重視，人們把這天當作慶祝豐收、祀求豐年的節日。這時，麥子剛剛打下不久，豐收的喜悅洋溢在農民的心頭和眉稍。人們在屋中、院內、麥場裡擺上供桌，放上饃、棗山（饃的一種）和桃、李等五種瓜果，用斗盛滿新收的小麥，斗上貼紅色的「福」字，然後焚香燃炮，祈求秋季風調雨順，五穀豐登。

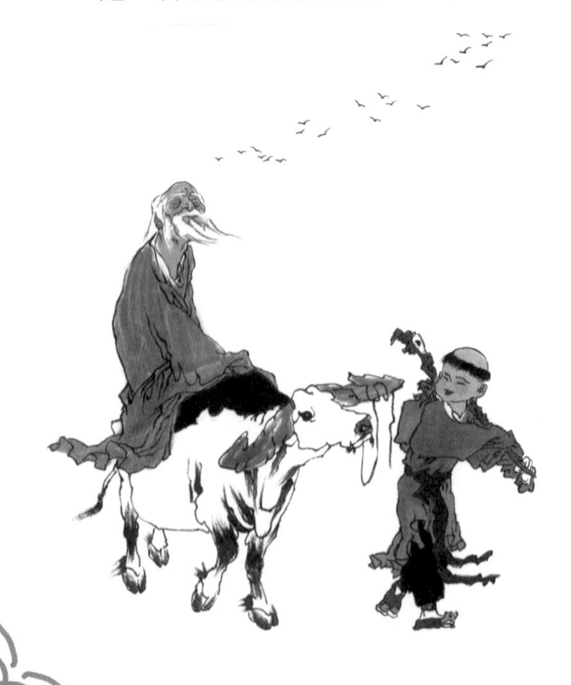

之後，人們高高興興地吃上一頓用肉、青菜、粉條、海帶做成的「雜燴菜」。大人們在麥場裡猜拳行令，孩子們邊吃邊玩耍，十分盡興。

農曆六月初一過後，接著六月初六又是一個大節，「天貺節」。傳說這日「天門開」，人們可以前往寺廟拜拜祈求好運，或趁此補補運氣。在古代朝中這日還要放假一天，以供大家回家去洗衣曬衣，朝庭也在這天曬龍袍及儀仗物品；在明代，「浣濯什器、沐髮、浴貓犬」。俗傳這天是太陽生日，凡陰暗的角落，都要去污選垢，人們把書籍、棉被、毛皮等放在日光下曝曬，相傳此日曝曬可使衣服「經年不蠹」。這天婦女們還取木槿花和葉研汁以濯髮去垢，俗叫「洗垢龊」，洗後又以各色綢結人物形簪於髻。同時，民間還有洗貓狗的習俗，因此有俗諺說：「六月六，洗狗畜。」據說這天貓狗洗了浴，今後不會到處拉屎。

舊時，各寺廟還有曬經的風俗，僧尼集老婦，把收藏經卷翻曬一遍，所以民間還稱六月六日為「曬經日」。後來，人們認為這天的日光有苦味，能夠殺菌消毒，經過翻曬的衣

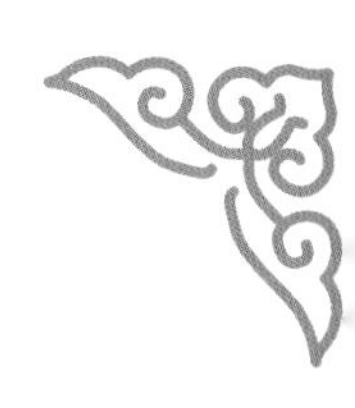

物、書藉，不怕腐爛蟲蛀，就又把六月六日叫做「曬霉日」，一直沿襲至今。

六月初六民間又稱「姑姑節」、「望夏節」、「閨女節」等，往往是相隔十里（5公里）八里（4公里），風俗就不大一樣。不管怎樣，節日就是吃、玩、走親戚，而且這些節日都與出嫁的姑娘有關。農村的各家各戶，在六月初一至初六期間，都要把出嫁的姑娘接回家，款待後再送回婆家。俗語有「六月六，請姑姑」、「六月六，掛鋤勾，叫了大姑叫小姑」。

「六月六，請姑姑」的風俗便是這天要請回已出嫁的老少姑娘，好好招待一番再送回去。關於這一風俗還有一段典故，相傳在春秋戰國時期，晉國有個宰相叫狐偃，他是保護和跟隨文公重耳流亡到列國的功臣，封相後勤理朝政，十分精明能幹，晉國上下對他都很敬重。每逢六月初六狐偃過生日的時候，總有無數的人給他拜壽送禮。就這樣，狐偃慢慢地驕傲起來，時間一長，人們對他心生不滿了，但狐偃權高勢重，人們都對他敢怒不敢言。

狐偃的女兒親家是當時的功臣趙衰，他對狐偃的作為很反感，就直言相勸，但狐偃聽不進苦口良言，當衆責罵親家。趙衰年老體弱，不久因氣而死，他的兒子恨岳父不講仁義，決心為父報仇。

第二年，晉國夏糧遭災，狐偃出京放糧，臨走時說六月初六一定趕回來過生日。狐偃的女婿得到這個消息，決定六月初六大鬧壽筵，殺狐偃，報父仇。狐偃的女婿見到妻子，問她：「像我岳父那樣的人，天下的老百姓恨不恨？」狐偃的女兒對父親的作為也很生氣，順口答道：「連你我都恨他，還用說別人？」他丈夫就把計劃說出來。他妻子聽了，臉一紅一白，說：「我是你家的人，顧不得娘家了，你看著辦吧！」

從此以後，狐偃的女兒整天心驚肉跳，她恨父親狂妄自大，對親家絕情，但轉念想起父親的好，親生女兒不能見死不救。她最後在六月初五跑回娘家告訴母親丈夫的計劃，母親大驚，急忙連夜給狐偃送信。狐偃的女婿見妻子逃跑了，知道機密敗露，悶在家裡等狐偃來收拾自己。

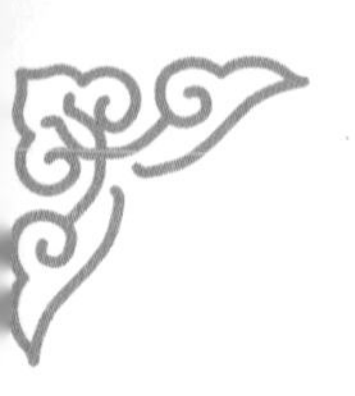

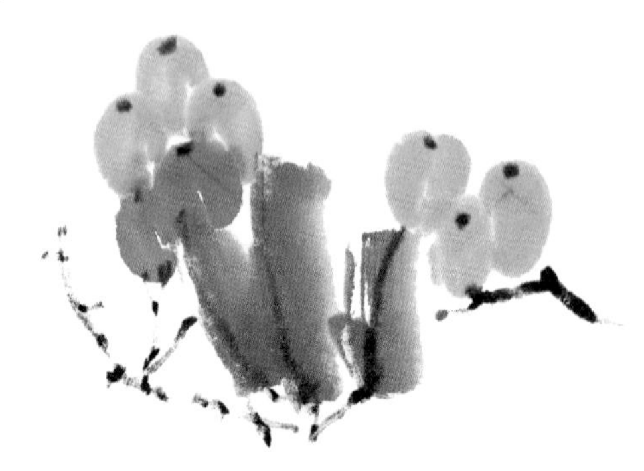

六月初六早晨，狐偃親自來到親家府上，狐偃見了女婿就像沒事一樣，翁婿二人並馬回相府去了。那年拜壽筵上，狐偃說：「老夫今年放糧，親見百姓疾苦，深知我近年來做事有錯。今天賢婿設計害我，雖然過於狠毒，但事沒辦成，他是為民除害，為父報仇，老夫決不怪罪。女兒救父危機，盡了大孝，理當受我一拜。並望賢婿看在我面上，不計仇恨，兩相和好！」從此以後，狐偃真心改過，翁婿比以前更加親近。為了永遠記取這個教訓，狐偃每年六月六日都要請回閨女、女婿團聚一番。這件事情張揚出去，老百姓各個倣傚，也都在六月六日接回閨女，應個消仇解怨、免災去難的吉利。

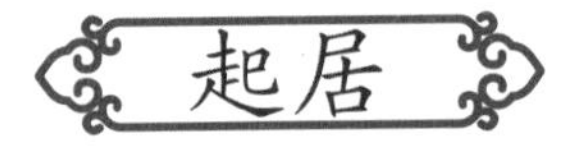

起居

在老子的《道德經》中：「故道大，天大，地大，人亦大。域中有四大，而人居其一焉。」荀子則進一步指出：「水火有氣而無生，草木有生而無知，禽獸有知而無義，人有生有知亦有義，故最為天下貴也。」《素問・保命全行論》亦云：「天覆地載，萬物悉備，莫貴於人。」

道教經典《太平經》也反覆論及重命養身、樂生惡死的主張，指出：「人居天地之間，人人得一生，不得重生也」，所以要珍惜生命。「人最善者，莫若常欲樂生」，為此提出了「自愛自好」的養生學說，即「人欲去凶而遠害，得長壽者，本當保知自愛自好自親，以此自養，乃可無凶害也。」說明只有通過自我養護和積極鍛鍊，才能得到長壽之軀。

時當小暑之季，已進入伏天，此時氣候炎熱，人易心煩不安，疲倦乏力，在自我養護和鍛鍊時，我們應按五臟主時。夏季為心所主而顧護心陽，平心靜氣，確保心臟機能的旺盛，以符合「春夏養陽」之原則。《靈樞・百病始生》上說：「喜怒不節則傷臟。」這是因為人體的情志活動與內臟有密切關係，有其一定規律，不同的情志刺激可傷及不同的臟腑，產生不同的病理變化。中醫養生主張一個「平」字，即在任何情況之下不可有過激之處，如喜過則傷心，心傷則心跳神蕩、精神渙散、思想不能集中，甚則精神失常等。

心為五臟六腑之大主，一切生命活動都是五臟功能的集中表現，而這一切又以心為主宰，有「心動則五臟六腑皆搖」之說，心神受損又必涉及其他臟腑。在情志方面，喜為心之志，這「喜」是在不過的情況下，舒緩緊張的情緒，使心情舒暢氣血和緩。我國的氣功中，講究運氣調息，要求氣息出入於鼻端綿綿若無，其實本意並非在控制呼吸，而是通過呼吸調整心律。因為當人的心神不安靜，心律便會不正常；心律不正常時，人的呼吸也就無法做到平緩。

從此可以看出，我國古代的養生術中，雖然主要宗旨是提高腎臟的機能，而其入門的基礎，卻是從調心開始的。在炎熱的伏天，人體內的血流加快，心臟負荷大，所以保持心情的平靜與愉悅便顯得極其重要。

在高溫天氣中，人們最應警惕的便是心力衰竭。進入高溫天氣，「內心脆弱」者更會面臨著突然心力衰竭的可能。因此，醫生提醒，高溫天氣一定要養好自己的「心」。據專家指出，心力衰竭通常是由高血壓、冠心病、糖尿病等疾病引起的。進入高溫天氣，由於心臟排血量明顯下降，各臟器的供氧能力明顯減低，不少「內心脆弱」者就會引發心力衰竭。患者最初可表現為活動後氣短；此後隨著病情的加重，對活動的耐受力也越來越差；到晚期，病人只能臥床休息。此外，患者還可能出現易疲勞、食慾減退等症狀。所以說，進入高溫天氣一定要注意養「心」。

要想預防心力衰竭，平時就要養成好的生活習慣，要戒菸、少喝酒、適當控制體重、改善飲食習慣。對已確診為心力衰竭的病人，除應堅持藥物的終身治療外，病人的行為和生活方式需要做一系列的調整和改變，比如：飲食要低鹽，控制水分的攝入，進食不可過飽，多食富含維生素、礦物質的食品，多吃蔬菜以及適當運動，並保證充足的睡眠。

在炎熱的伏天，最易發生的季節病就是中暑。中暑主要是因為氣溫高而環境通風差，使體熱不能及時向外發散造成的。此時外出應調整時間，避免中午高溫時外出。有些老人在此

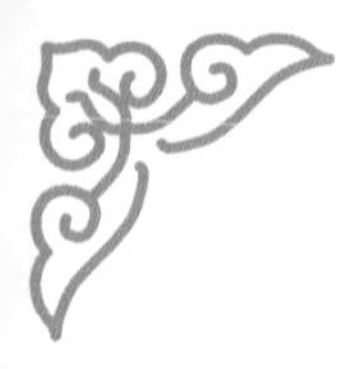

季節中常感到煩躁、疲乏無力、食慾減退，甚至有頭暈、胸悶、噁心等症狀，中醫講是「暑傷氣」，民間則說是「苦夏」。對此，可適當進補，以補充身體中氣之不足；並且要保證睡眠的充足，並利用午睡時間，以彌補夜晚睡眠之不足；對於冷飲不可多吃。

夏季適量吃冷飲可防暑降溫，但冷飲吃得太多，則有害無益。胃腸受到大量冷食的刺激，就會加快蠕動，縮短食物在胃腸裡的停留時間，直接影響人體對食物營養的吸收。同時，由於夏季氣溫高，體內的熱量不易散發，胃腸內的溫度也比較高，如果驟然受到大量的冷刺激，有可能導致胃腸痙攣，引起腹痛。對於瓜果也不能過量食用。夏季瓜果對維持人體內酸鹼度平衡有很好的作用，但是過量食用，會增加腸胃負擔，重則會造成腹瀉。這是由於此節氣中，陰氣已生，所以生、冷、硬的食物便會對腸胃有所傷害。

俗話說：「冬不坐石，夏不坐木。」此節氣中，氣溫高、溼度大。木頭，尤其是久置露天裡的木料，如椅凳等，露打雨淋，含水分較多，表

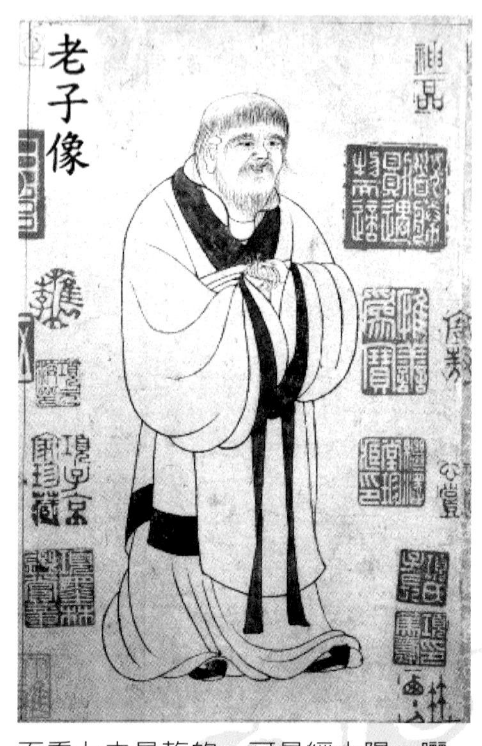

面看上去是乾的，可是經太陽一曬，溫度升高，便會向外散發潮氣，如果在上面坐久了，能誘發痔瘡、風溼和關節炎等病，所以在此節氣中要注意不能長時間坐在露天放置的木料上。

另外，此節氣中很多人喜歡在室外露宿，這種習慣是不好的。因為當人睡著以後，身上的汗腺仍不斷向外分泌汗液，整個肌體處於放鬆狀態，抵抗力下降。而夜間氣溫下降，氣溫與體溫之差逐漸增大，很容易導致頭

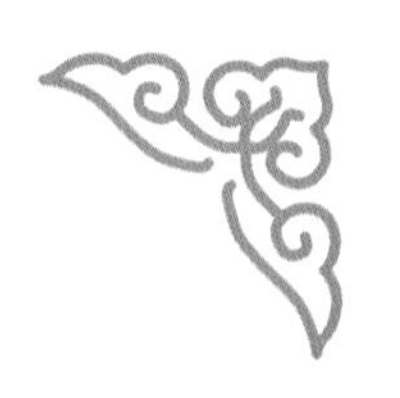

痛、腹痛、關節不適，引起消化不良和腹瀉。

總的來說，一年中最熱的天氣來了，而陰氣也在這時候開始生長，所以不能過於貪涼，而應適當使身體排汗降溫，這樣還可以排出體內的一些毒素，對身體是有好處的。又由於新陳代謝加快，所以飲食上要注意營養，適當進行清補，並且要根據自身的健康狀況及各人的生活習慣，將神補、藥補、食補三者相互配合、靈活運用。

古人說「冬煉三九，夏煉三伏」，是古代長期養生修煉的經驗總結。現代科學證明，在炎熱的高溫天氣中，人體內會產生出一種應急蛋白，可抵抗暑氣對人體的傷害。由此可見，人體本身有著適應不同環境生存的能力，在大寒大暑中鍛鍊身體，可提高身體適應不同環境的能力，所以古人認為養生修煉得道的人可以「不避寒暑，百毒不侵」。而有些人由於身體虛弱，或長時間生存於適宜溫度環境的人和孩子，其適應不同環境的能力較低，所以這些人在伏天中還是伏避暑氣為妙；當然也不能躲在有空調的家裡不出門，因為那樣會使身體的適應能力更加下降。應該適時走出家門，做些適當的運動為好，如游泳、練太極拳或到避暑勝地去旅遊等，都會使盛夏生活過得很充實，而使身體素質得到提高。

運動

一、小暑六月節坐功

《遵生八箋》中原文如下：「運主少陽三氣。時配手太陰脾溼土。坐功：每日丑、寅時，兩手據地，屈壓一足，直伸一足，用力掣三五度，叩齒，吐納，咽液。治病：腿膝腰髀風溼，肺脹滿，嗌乾，喘咳，缺盆中痛，善嚔，臍右小腹脹引腹痛，手攣急，身體重，半身不遂，偏風，健忘，哮喘，脫肛，腕無力，喜怒無常。」

小暑正值初伏前後，我國大部分地區進入一年中最熱時期，氣候炎熱，萬物繁榮。本法以「小暑」命名，正是根據這一時令特點而制定的練功方法，適宜於小暑時節鍛鍊，可於小暑時開始，至大暑為止。夏多心病，暑又屬火，火氣亢盛，就會乘

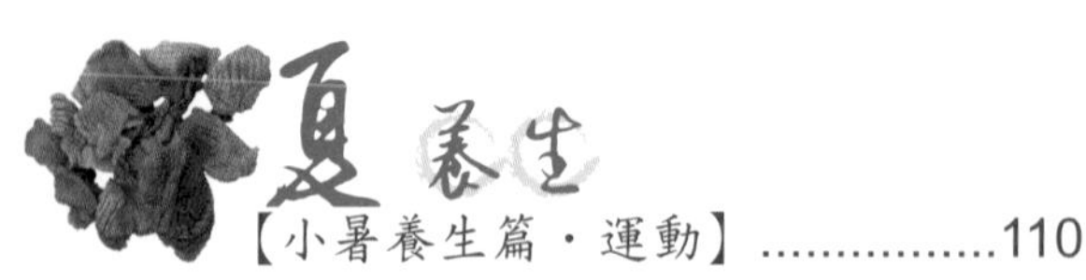

金，故肺病亦多見。堅持採用本法鍛鍊，有較好的防治作用。

適應病症：腰膝腿部風溼、肺脹、喉乾澀、咳喘、坐骨痠痛、打噴嚏、右小腹脹痛、手抽搐、體重乏力、半身不遂、中風、健忘、哮喘、脫肛、腕無力，喜怒無常等症。

具體方法：每日凌晨三至七點時，雙手按地，一腿彎曲，一腿伸直，用力活動三至五次，然後牙齒叩動三十六次，調息吐納，津液嚥入丹田九次。

二、失眠誘導功

適應病症：失眠症。

具體方法：此功坐、臥練均可，嚴重失眠患者以練臥功為宜。

◎**坐式**：端坐於椅子上，兩腳分開與肩同寬，大腿與小腿呈90度角，軀幹伸直，全身放鬆，下頷向內微收。全身放鬆，兩眼輕閉，靜坐2至3分鐘後，意念想頭頂百會穴，大約1分鐘，想肩井穴、膻中穴、中丹田、會陰穴、大腿內側血海穴、陰陵泉、內髁下照海穴、湧泉穴、大腳趾、二腳趾、三腳趾、四腳趾、小腳趾、湧泉穴，想兩湧泉穴泡在

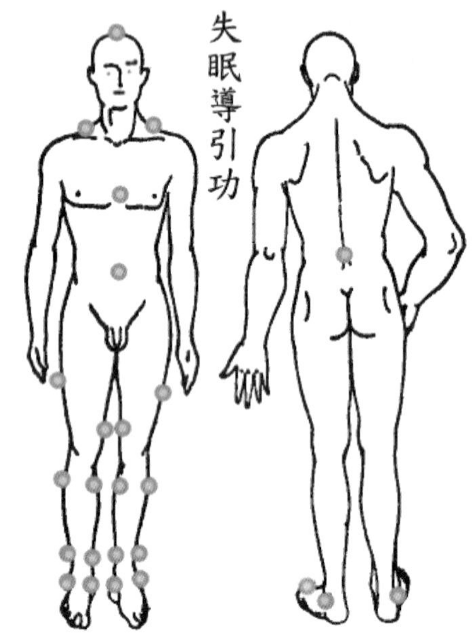

水裡，然後想外髁的申脈穴、懸鐘穴、陽陵泉、風市穴、環跳穴、會陰穴、命門、中丹田、血海穴、陰陵泉、三陰交、湧泉穴，想兩湧泉穴泡在水裡，以上為一遍。最嚴重的失眠，三遍也可完全入睡，意念穴位。

◎**臥式**：仰臥與側臥均可，以舒適為度。意念穴位與坐式同，每個穴位想半分鐘至一分鐘，不要太快，病情重者，也可由家屬坐在病人床邊，小聲唸上述各穴位，唸到何處病人應想到何處，聲音逐漸放低、音調要平，不可忽高忽低、忽快忽慢。

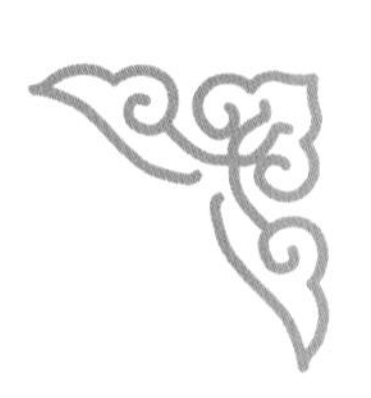

【編按：肩井穴在後背肩膀處中央的位置。膻中穴位於前胸兩側乳頭連線的正中處。中丹田位在肚臍至命門分爲十等份的臍內三等份處。會陰穴於男子在陰囊根部與肛門連線中點，女子在陰唇後與肛門連線中點。血海穴在膝蓋內側上緣，腳伸直時該處呈凹陷。陰陵泉位於膝蓋內側，與陽陵泉相對但稍高1吋。照海穴位於內側腳踝下方0.4吋處。湧泉穴位於腳掌心彎曲時底部的凹陷處。申脈穴在外側腳踝下方0.5吋處。懸鐘穴在外側腳踝上方3吋處。陽陵泉位於膝蓋外側下方1吋處。環跳穴在兩側腰下方臀部的中央位置上。三陰交位於內側腳踝上方3吋處。】

三、平圓導引功

適應病症：內分泌紊亂。

具體方法：雙腿併攏站立，雙臂自然垂下，兩掌心貼近股骨外側，中指指尖緊貼風市穴，拔頂，舌抵上顎，卻除心中雜念。兩掌在身前，兩掌相合，大拇指向上，兩臂要伸直，左掌轉向上，左肘向後撤，兩掌向左側劃圓弧，至右前臂，緊貼左肋為止。大拇指轉向上，兩掌隨腰轉回正中，兩臂伸直，然後右掌翻轉向上，右肘向後撤，兩掌向右側劃圓弧，至左前臂緊貼右肋為止。向左劃圓弧再向右劃圓弧為一次，共做12次。

四、吸氣退燒功

適應病症：退高熱及內傷發熱。

具體方法：端坐於床上，兩手向後撐按床上，頭向後仰，面朝天，用嘴做深細勻長之吸氣，隨吸隨嚥下，稍閉氣後，再慢慢的呼出來。一吸一呼為一次，共做64次。

五、搓腹意守功

適應病症：陰莖痛，睾丸炎。

具體方法：自然站立，雙腳分開與肩同寬，雙臂自然下垂，掌心朝內側，中指指尖緊貼風市穴，拔頂，舌抵上顎，提肛，淨除心中雜念。全身放鬆，兩手掌相互摩擦至熱，兩手內勞宮緊貼肚臍下4吋，腹股溝上兩側，摩擦64次（一上一下為一次）。然後全身放鬆，垂手站立，意守歸來穴20分鐘。每晚臨睡前做一次。

【編按：內勞宮穴在手掌心中央，外勞宮穴在手背中央。歸來穴位於下腹部，約在臍下5吋旁開4吋處。】

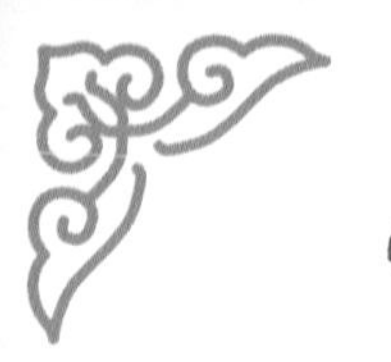
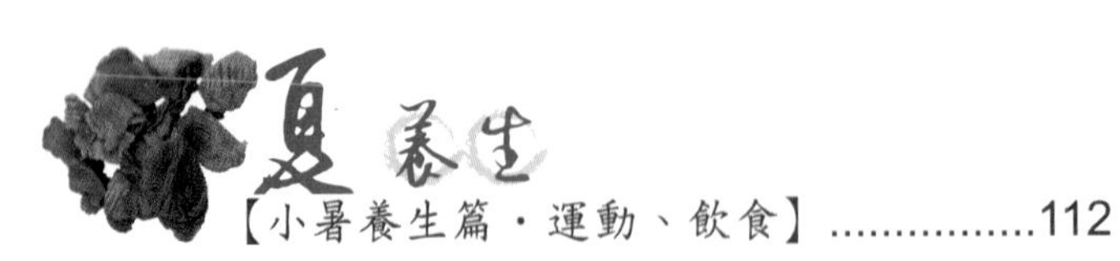

六、搓灸腹部功

適應病症：多汗症。

具體方法：自然站立，雙腳分開與肩同寬，雙臂自然下垂，掌心朝內側，中指指尖緊貼風市穴，拔頂，舌抵上顎，提肛，淨除心中雜念。全身放鬆，兩手掌相互摩擦至熱，搓肚臍兩側，一上一下為一次，共摩擦108次。用艾卷灸肚臍兩側各3.5吋處，灸20分鐘，每天一次。

飲食

夏季飲食不潔是引起多種胃腸道疾病的元兇，如痢疾、寄生蟲等疾病，若進食腐敗變質的有毒食物，還可導致食物中毒，引起腹痛、吐瀉，重者出現昏迷或死亡。飲食偏嗜則會造成營養不良；飲食偏嗜有過寒過熱之偏、五味之偏。多食生冷寒涼，可損傷脾胃陽氣，因寒溼內生發生腹痛腹瀉；偏食辛溫燥熱，可使胃腸積熱，出現口渴、腹滿脹痛、便祕，最終釀為痔瘡；五味之偏是說人的精神氣血都由五味滋生，五味對應五臟，如酸入肝、苦入心、甘入脾、辛入肺、鹹入腎。

若長期嗜好某種食物，就會使臟腑機能偏盛偏衰，久而久之可損傷內臟而發生疾病。如偏食鹹味，會使血脈凝滯、面色無華；多食苦味，會使皮膚乾燥而毫毛脫落；多食辛味，會使筋脈拘急而爪甲枯槁；多食酸味，會使皮肉堅厚皺縮、口唇乾薄而掀起；多食甘味的食物，則骨骼疼痛、頭髮易脫落。重要的是由於嗜好偏過，不但會導致營養不良，而且還能傷及脾胃以及其他臟腑，而導致腳氣病、夜盲症和癭瘤等疾病。

所以，在食療養生中，飲食五味（酸、苦、甘、辛、鹹）要適宜，平時飲食不偏食，病時飲食講禁忌。如《千金要方・養性序》所說：「不欲極饑而食，食不可過飽；不欲極渴而飲，飲不可過多。飽食過多，則結積聚，渴飲過多，則成痰澼。」人在大饑大渴時，最容易過飲過食、急食暴飲。所以在飢渴難耐之時，亦應緩緩進食，另外在沒有食慾的情況下，也不能勉強進食、過分強食，梁代醫家陶弘景在《養性延命錄》中指出：「不渴強飲則胃脹，不饑強食則脾勞。」

人們都知道冬令進補，對夏天

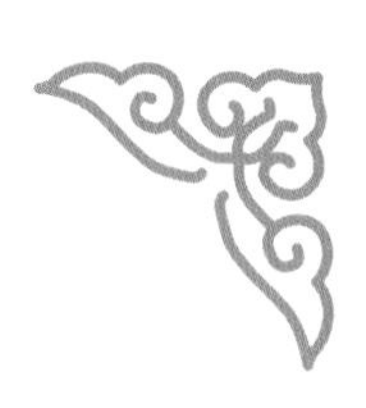

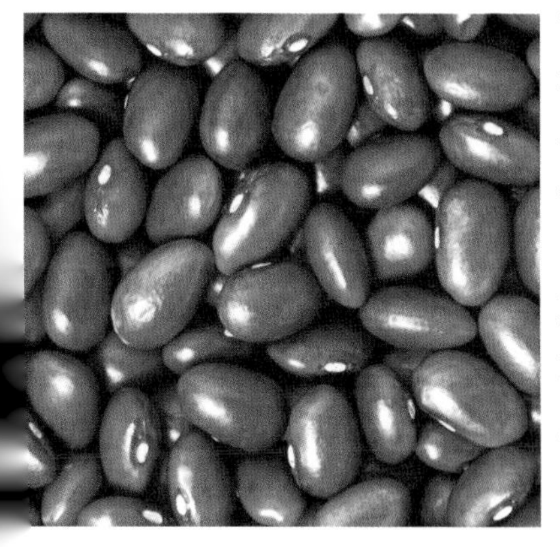

可否進補、如何進補卻不太了解，其實此節氣正是夏季進補的時機，例如：老人們冬天老發慢性支氣管炎、哮喘、肺氣腫，此時這些病正好緩解，正是進補的好時機。夏令進補得好，冬季就可少發病或不發病。

夏令進補對肺腎陰虛者可選用百合10克、蓮心10克、香薷10克、佩蘭10克、熟地10克、當歸12克、甘草6克，以水蒸服，有去暑健脾、養陰潤燥的作用。

對慢性支氣管炎、支氣管擴張、哮喘、肺陰虛的老人，可取豬肺一隻，反覆灌洗清潔，至汽鍋中蒸，取其汁服用。一隻豬肺可蒸2至3次，淡食。豬肺有滋陰、益肺、潤燥的功用，久食豬肺湯對上述疾病有很好的防治作用。

對冠心病、高血壓、肥胖症或膽固醇、三酸甘油脂高者，可用鴨肉作滋陰、清虛熱、補血、解毒之用。熟鴨肉與西瓜裡皮切成細絲置於盤內，加入適量鹽、味精、麻油、蒜末即可食用。西瓜皮有清熱降火、利尿消暑的功用，二者合服是老人夏令進補消暑的佳品。

當氣溫高時，人體消化液分泌減少，胃酸降低，食慾神經受到抑制，故飲食營養的調理和水分的補充至關重要，膳食應多樣化。從營養學觀點出發，煮沸後自然冷卻的涼開水最容易透過細胞膜促進新陳代謝，增加血液中血紅蛋白含量，促進身體免疫功能，增強人體的抗病能力。習慣於喝白開水的人，體內酵素活性高，肌肉內乳酸堆積少，不易產生疲勞。純淨的白開水容易解渴，但為了健康，不渴時也要主動喝點水。

此外，夏天喝綠豆湯可以解熱毒、止煩渴；茶葉水防癌；荷葉粥、薄荷粥、百合粥、菊花粥等對風熱感冒者、高血壓患者及患有眼科炎症者均較適宜。另外，一些新鮮涼拌菜，加些蒜泥、薑末、醋及些許辛辣調味品，既可增進食慾，又能防腸道傳染

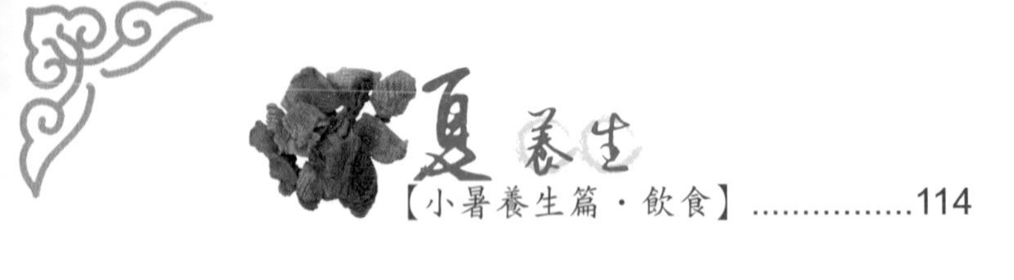

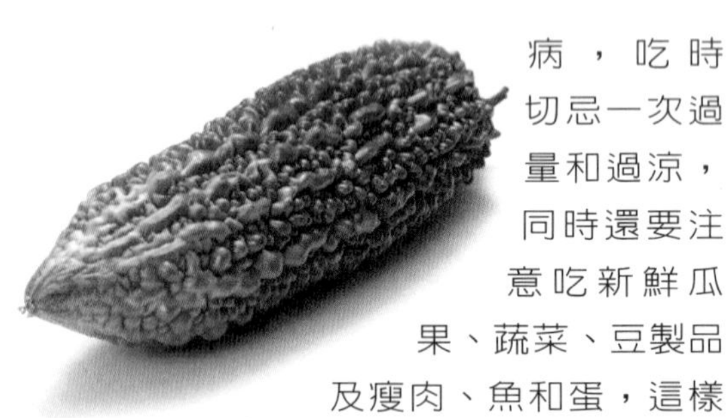

病，吃時切忌一次過量和過涼，同時還要注意吃新鮮瓜果、蔬菜、豆製品及瘦肉、魚和蛋，這樣既保持鉀、鈉平衡，又補充水分，又能保持對蛋白質和多種維生素的需要。

一、食療方

1.炒綠豆芽

配方：新鮮綠豆芽500克，花椒少許幾粒，植物油、白醋、食鹽、味精適量。

做法：豆芽洗淨，瀝乾水。油鍋燒熱，花椒入鍋，烹出香味，將豆芽下鍋爆炒幾下，倒入白醋繼續翻炒數分鐘，起鍋時放入食鹽、味精，裝盤即可。

功效：此方具有清熱解毒之功效，可療瘡瘍諸疾。

2.素炒豆皮

配方：豆皮二張，植物油、食鹽、蔥、味精各適量。

做法：豆皮切絲，蔥洗淨切絲。油鍋燒至六成熱，蔥絲下鍋，烹出香味，將豆皮絲入鍋翻炒，隨後加食鹽，炒數分鐘後，加味精，淋上香油攪勻起鍋。

功效：此方具有補虛、止汗之功效，適合多汗、自汗、盜汗者食用。

3.素燴麵筋

配方：水麵筋500克，蔥、薑、食鹽、太白粉、植物油、味精各適量。

做法：水麵筋切薄片；蔥、薑洗淨，切絲備用。油鍋燒熱，將水麵筋入鍋，煸炒至焦黃，加蔥、薑煸炒數分鐘，兌水一碗，加食鹽，待麵筋熟透後，放入味精，再用太白粉勾芡，湯汁明透即可。

功效：此方具有解熱、除煩、止渴之功效。

4.蠶豆燉牛肉

配方：蠶豆120克，瘦牛肉250克，食鹽少許，味精、香油適量。

做法：牛肉切小塊，先在水鍋內汆一下，撈出瀝水，將砂鍋內放入適量的水，待水溫時，牛肉入鍋，燉至六成熟，將蠶豆入鍋，開鍋後改文火，放鹽煨燉至肉、豆熟透，加

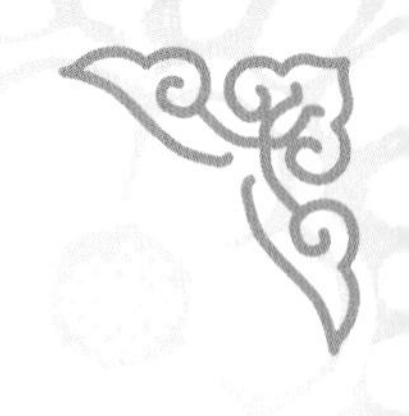

味精、香油，出鍋即可。

功效：此方具有健脾利溼、補虛強體之功效。

5.糖漬龍眼

配方：鮮龍眼500克，白糖50克。

做法：將鮮龍眼去皮和核，放入碗中，加白糖，上籠蒸、晾三次，使色澤變黑，將變黑的龍眼拌白糖，裝入瓶中即成。

服法：每日服龍眼四粒，日服二次。

功效：此方可治療心力衰竭。

6.蓮子百合煨豬肉

配方：蓮子50克，百合50克，豬肉200克。

做法：將豬肉切成小塊，把蓮子、百合放入鍋內加水，再加入調料，用旺火煮沸後，轉用文火燉1小時即成，食蓮子、百合、豬肉，喝湯。

功效：此方清心利肺，對心力衰竭有療效。

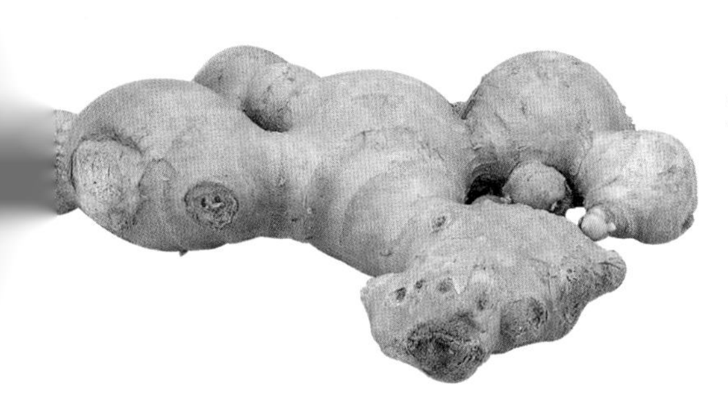

7.豬肉黃花湯

配方：黃鱔1條，豬肉100克，黃花25克。

做法：將黃鱔去內臟，切段，同其他兩味共煮，去藥食用。

功效：此方可改善營養，防止心力衰竭。

8.豬心燉大棗

配方：豬心1個，大棗15枚。

做法：將豬心剖開洗淨，放入大棗，置碗內加水，蒸熟食用。

功效：此方滋補心血，主治心力衰竭。

9.葡萄汁

配方：鮮葡萄汁1500毫升。

做法：葡萄汁以文火煎熬，濃縮至稠黏如膏，加蜂蜜1倍，至沸停火，冷卻裝瓶備用。

服法：每次1湯匙，以沸水沖化代茶飲。

功效：此方潤肺治虛，對食慾不振、消化不良有很好的療效。

10.橘皮紅棗茶

配方：鮮橘皮10克，大紅棗10枚。

做法：橘皮與紅棗用鍋炒焦，放入保溫杯內，以沸水浸泡10分鐘，飯

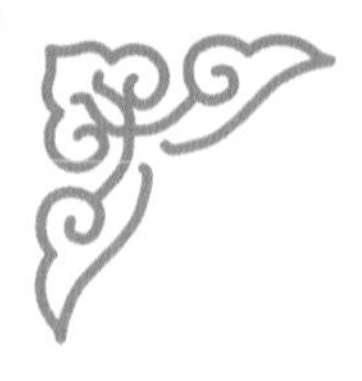
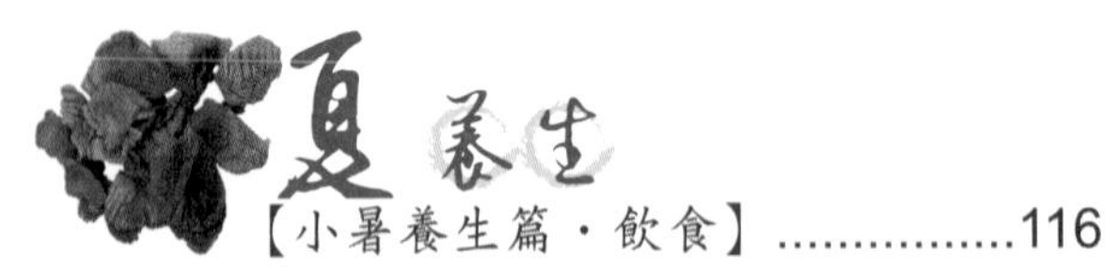

前代茶頻飲。

功效：主治食慾不振、消化不良。

11.粟米山藥糊

配方：粟米20克，山藥10克。

做法：上述二味研細末，加水煮成糊，再加白糖適量調味服食。

功效：主治小兒消化不良。

12.蘿蔔炒豆腐皮

配方：豆腐皮1張，白蘿蔔100克，素油、鹽、蔥適量。

做法：清水泡漲豆腐皮後切成細絲，白蘿蔔洗淨切絲，共用素油煸炒後，加蔥、鹽等調味品佐餐，每日一劑。

功效：主治小兒乳食積滯、消化不良。

13.蘿蔔蔥白汁

配方：白蘿蔔、蔥白等量。

做法：共打汁，多量飲服。

功效：主治小兒食物積滯。

14.鹽蘿蔔湯

配方：胡蘿蔔250克，鹽3克。

做法：在胡蘿蔔中加鹽，並煮爛、去渣取汁，一天分三次服完，連服兩天。

功效：主治小兒消化不良。

按注：一方單用胡蘿蔔加水煎湯也可。

15.大棗高粱粉

配方：紅高粱50克，大棗10枚。

做法：將大棗去核炒焦，高粱炒黃，共研細末。

服法：兩歲小孩每次服10克，三至五歲小孩每次服15克，每天服二次。

功效：主治小兒消化不良。

16.栗子糊

配方：栗子7至10枚。

做法：將栗子去殼搗爛，加清水適量煮成糊狀，再加白糖適量調味餵服。

功效：主治小兒消化不良。

17.龍眼橘餅糖

配方：龍眼肉100克，橘餅100克，白糖500克。

做法：將白糖入鍋，加適量水，用小火熬稠，加入龍眼肉、橘餅，攪勻，再熬至鍋鏟挑起成絲狀時停火，倒入塗有熟菜油的盤內，推平，稍冷，用刀切成小塊食用，每日50至100克，常食。

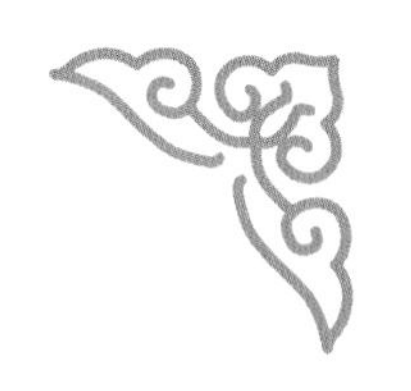

功效：主治不寐、健忘。

按注：一方不用桔餅而用鴿蛋。

18.小米棗仁粥

配方：小米100克，棗仁10克，蜂蜜30克。

做法：小米煮粥候熟，入棗仁，攪勻，食時加蜂蜜，日服二次。

功效：主治失眠。

19.小麥胚牙口服油

配方：小麥胚芽油300毫克。

服法：每日口服小麥胚芽油適量，可以改善腦細胞功能，從而提高記憶力和集中能力。

功效：主治健忘、失眠。

20.鹽蓮子菜

配方：蓮子芯30個，鹽少許。

做法：將蓮子芯用水煎之，放入鹽，每晚臨睡前服用。

功效：主治失眠多夢。

按注：一方無鹽，一方以蓮子加粳米煮粥食。

21.醋方

配方：食醋適量。

服法：臨睡前倒1杯冷開水，加一湯匙醋喝下，可較快入睡。

功效：主治失眠。

22.牛奶方

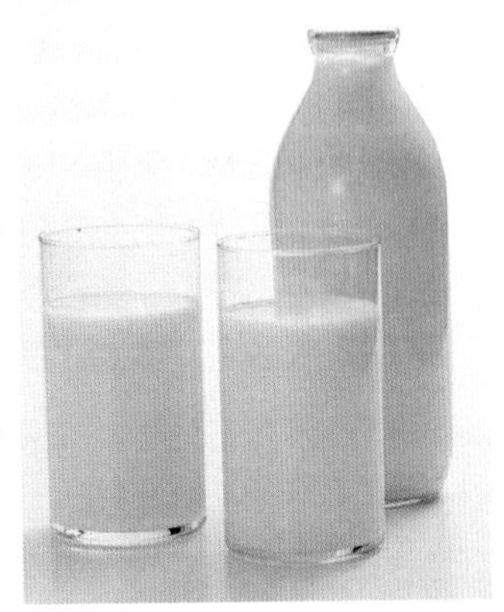

配方：熱牛奶1杯。

服法：每天臨睡前飲用，可使人酣睡。

功效：主治失眠症。

23.雞黃杞棗湯

配方：雞子黃（雞蛋黃）1枚，大紅棗15枚，杞子15克。

用法：將大紅棗、杞子煎湯沖雞子黃，睡前溫服。

功效：主治入睡困難、睡而易醒。

按注：一方以龍眼肉易紅棗杞子。

24.洋蔥

配方：洋蔥頭1個。

用法：橫切成數片，睡前放於枕邊，只要聞其氣味，便很快入睡。

功效：主治失眠。

25.黑豆湯

配方：黑豆50至100克。

做法：水煮黑豆，一次服完，每天二至三次。

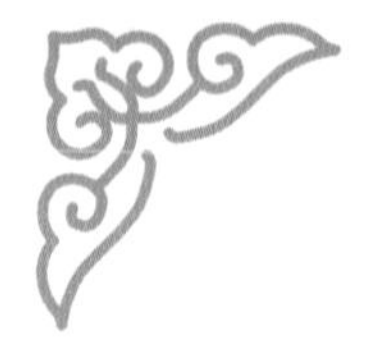

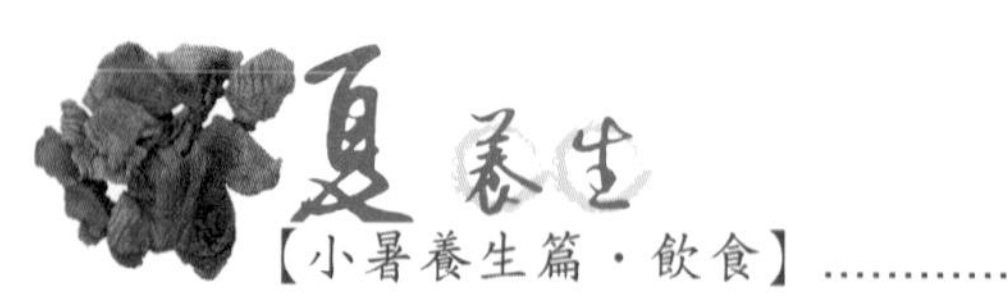

功效：主治神經衰弱。

26.棗豆桂圓湯

配方：大棗50克，桂圓肉15克，烏豆50克。

做法：加1500毫升水煎至1000毫升左右，分早晚兩次服用。

功效：主治血虛心悸、陰虛盜汗、腎虛腰痛、鬚髮早白、脾虛足腫。

27.健腦粥

配方：粳米100克，核桃仁25克，乾百合10克，黑芝麻20克，冰糖少許。

做法：將前四者洗淨同入砂鍋，加適量清水及少許冰糖，文火燉熟煮透即可。

功效：主治健忘智衰。

28.豬腦黑木耳湯

配方：豬腦1個，黑木耳15克，植物油、細鹽、黃酒、香蔥、味精適量。

做法：豬腦挑去血筋，洗淨；黑木耳冷水泡漲，洗淨，去雜質，仍浸泡在冷水中備用。起油鍋，放植物油1匙，中火燒熱，倒入木耳，翻炒3分鐘，加黃酒1匙，細鹽半匙，冷水少許，燜3分鐘，豬腦放入，加冷水1碗半，小火慢燉半小時後，加香蔥、味精少許，盛碗佐餐。

功效：主治健忘。

29.麥棗草湯

配方：麥仁60克，大棗15枚，甘草15克。

做法：上述配料加水三碗煎至一碗。

服法：睡前半小時服用，一次飲服。

功效：主治失眠。

30.桑椹蜜膏

配方：鮮桑椹1000克，蜂蜜300克。

做法：先將桑椹洗淨，放入砂鍋內，加水煎熬2次，過濾去渣，用文火濃縮後，再加蜂蜜收膏，冷卻後，裝瓶備用。

服法：每次一匙，一日兩次，以沸水沖服。

功效：適用於肝腎陰虛、失眠健忘、遺精耳鳴、鬚髮早白。

按注：一方用酸棗仁，無蜂蜜。

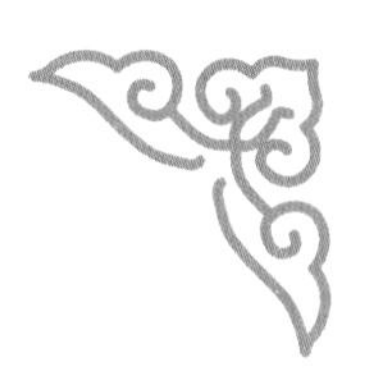

31.龍眼蓮子粥

配方：龍眼肉15克，蓮子15克，紅棗20克，江米（糯米）50克，白糖適量。

做法：蓮子去皮、芯，與紅棗、江米一同煮成粥，將熟時，加入龍眼肉，繼續煮至粥成，加白糖攪勻服用。

功效：主治失眠、健忘。

按注：一方用龍眼肉、大棗，一方用蓮子、江米加瘦豬肉。

32.栗子桂圓粥

配方：栗子10個，桂圓肉15克，粳米50克。

做法：栗子去殼、切碎，與桂圓肉、粳米同煮粥，熟爛後，加白糖。

服法：每次一劑，早晚溫熱食。

功效：主治失眠、健忘。

33.百合雞子黃湯

配方：百合45克，雞蛋1枚。

做法：百合浸一宿，出白沫，去其水。以清水適量，煮約20分鐘，去百合，加雞蛋黃攪勻，再煮，放白糖少許調味即可。

功效：主治心肺陰液耗傷之失眠。

按注：還可治焦躁、驚悸。一方以瘦豬肉易雞蛋。一方以干貝易百合，或干貝再加瘦豬肉均可。一方用百合、棗仁。一方用百合、蜂蜜。

34.山藥杞子豬肉煲

配方：豬肉250克，淮山藥15克，杞子30克。

做法：豬肉、山藥加杞子，同煲食用。

功效：主治失眠。

35.葡萄酒飲

配方：葡萄酒一杯。

服法：每天晚上喝一杯葡萄酒。

功效：主治失眠。

36.芝麻核桃肉

配方：黑芝麻15克，核桃仁15克。

做法：將白糖適量地加入黑芝麻與核桃仁中，每日一次，連續吃半個月。

功效：主治神經衰弱。

37.蜂蜜棗仁飲

配方：蜂蜜30克，炒棗仁15克。

服法：蜂蜜棗仁分兩次沖水服。

功效：主治神經衰弱。

按注：如加入五味子9克、胡桃仁9

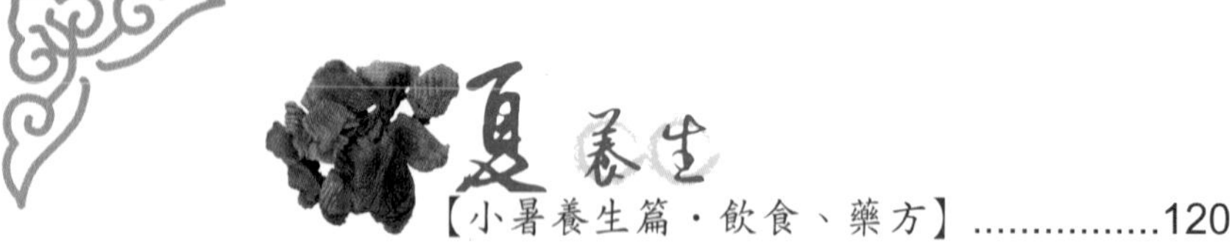

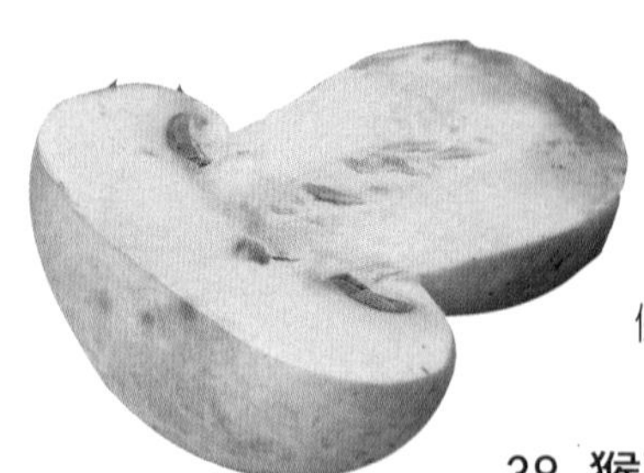

克，還可增強記憶力、改善健忘。

38.猴頭菇湯

配方：猴頭菇75克。

做法：猴頭菇放水適量，煮湯服食。

功效：主治神經衰弱、失眠。

39.棗杞蛋湯

配方：紅棗10枚，枸杞子30克，雞蛋2個。

做法：加水煎煮，雞蛋熟後去殼取蛋，再煮片刻。

服法：食蛋飲湯，每日或隔天一次，連服三至五次。

功效：主治神經衰弱、失眠多夢、心悸眩暈。

40.鮮奶玉液

配方：粳米60克，炸胡桃仁80克，生胡桃仁45克，牛奶200克，白砂糖12克。

做法：粳米洗淨後，濾乾水分，和生胡桃仁、炸胡桃仁、牛奶、清水拌勻磨細，燒沸，加入白糖全溶化後，過濾去渣再燒沸，攪勻即成。

功效：主治神經衰弱。

41.百合蓮子燉蛋肉

配方：百合50克，蓮子50克，瘦豬肉30克，雞蛋3個，冰糖適量。

做法：上料入鍋，文火隔開水燉60至80分鐘，即可食用。

服法：早、晚各吃一次。

功效：主治心煩不寐。

42.牛乳麻油芝麻膏

配方：鮮牛乳、麻油、芝麻、冰糖、蜂蜜、胡桃仁各120克，大小茴香各12克。

做法：將芝麻、胡桃、大小茴香研末，然後加入牛乳、蜂蜜等。置文火上燉約2小時左右，使之成膏，冷後裝瓶內備用，為一料。

服法：每次服一湯匙，日服三次，連服二至三料。

功效：主治陰血不足、血不養心所致的心悸、失眠、咽乾口燥、神經衰弱等症。

43.山藥豬腦栗子湯

配方：山藥30克，栗子10克，豬腦1副。

做法：將山藥、栗子與豬腦加入適量水燉湯。

功效：主治神經衰弱。

44.八寶粥

配方：蓮肉、山藥、紅棗、桂圓肉、百合、扁豆、米仁、芡實各6克，粳米100克。

做法：將前八味加水適量，煮40分鐘，再入粳米煮成粥，分頓加糖服食。

功效：主治神經衰弱。

按注：另一方為桂圓肉加糖、米煮粥。

藥方

三伏天溼熱難忍，身體虛弱者可在醫生指導下適當服用中成藥進補，氣虛者可選用補中益氣丸、人參健脾丸、玉屏風散等；氣陰兩虛者可選用西洋參蜂王漿、生脈飲等。

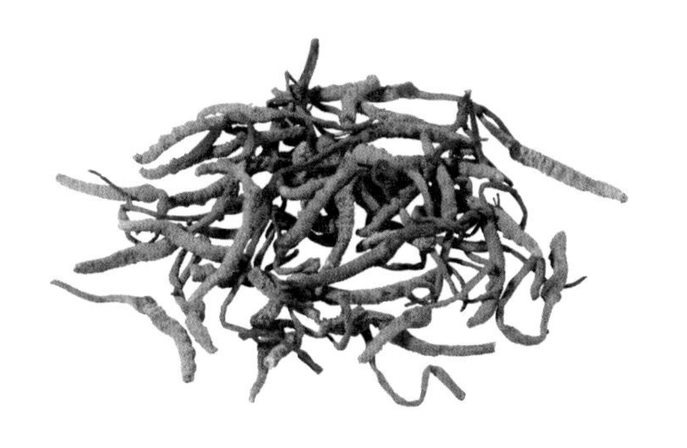

一、防止老人中暑方

配方為黨參10克、茯苓10克、白扁豆10克、麥冬10克、玄參10克、金銀花10克，加水共煎服。可健脾理氣，增強體質，防止老人中暑。

二、治小兒消化不良偏方

◎配方為山楂炭4克、青皮6克，共研極細末，混勻，用水60毫升（約4湯匙）調成漿水狀，加紅糖適量，隔水蒸20分鐘。每次服15毫升（約1湯匙），每日四次，連服六日。一般一至二劑即能見效。

◎配方為茶葉10克，以水濃煎成100毫升。一至五歲，每次服15至20毫升；五至十歲，每次服20至30毫升；十至十五歲，每次服30至40毫升。

三、功能性消化不良

◎脾胃虛弱為主者，採用健脾益氣、理氣降逆法，方選六君子湯加味（黨參12克，白朮9克，茯苓9克，甘草5克，陳皮9克，半夏9克，生薑6克，大棗6克，紫蘇梗9克，旋復花6克，焦三仙20克）。

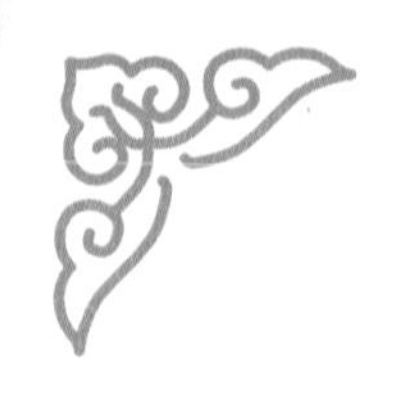

◎肝鬱氣滯為主者，以疏肝解鬱、理氣降逆法，方選四逆散加味（甘草10克，白芍10克，枳實10克，柴胡10克，元胡6克，鬱金10克，麥芽10克，雞內金6克）。

◎外感時邪，以寒邪為主者，可用解表散邪、和中消食法，方選香蘇散加味（制香附12克、紫蘇梗12克、陳皮6克，甘草5克，連翹9克，白朮12克，厚樸9克，神曲12克，麥芽12克）。

◎以寒溼為主者，用解表化溼、理氣和中的藿香正氣散加減（藿香15克，紫蘇葉、白芷、大腹皮、茯苓各6克，白朮、半夏曲、陳皮、厚樸、桔梗各10克，甘草10克，焦三仙20克）。

◎以飲食不節（飲食積滯）為主者，可用消食導滯、和胃降逆的保和丸（山楂18克，神曲15克，半夏9克，茯苓9克，陳皮10克，連翹10克，枳實6克，白朮10克，萊菔子10克）。

房事

夫婦性生活的和諧，與正確的性交姿勢與體位也有很大關係，關於這一點，古代房事養生家有很多論述。

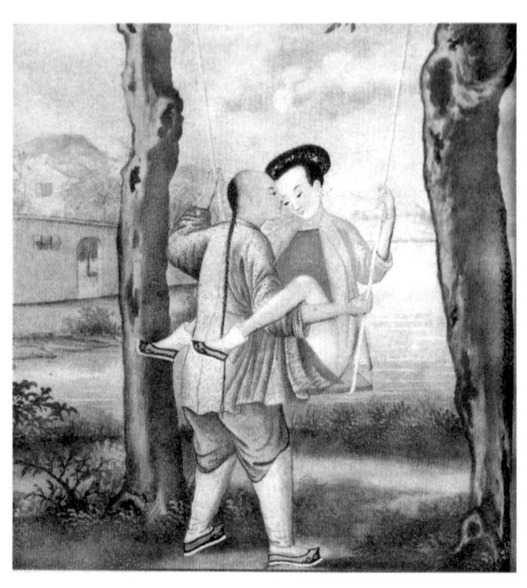

早在長沙馬王堆漢墓竹簡《養生方》中就已有詳細記載，名曰「十節」。「十節」即夫婦交合時採用的十種不同的姿態和體位。一曰「虎游」，即如虎之遊走；二曰「蟬附」，即如蟬之附背；三曰「尺蠖」，即如尺蠖之屈伸；四曰「困桶」，為類似捆鶤鵲的交尾；五曰「蝗磔」，如鳳凰的翔交；六曰「猿捕」，即似猿猴之捕搏；七曰「蟾蜍」，如蛤膜的交合；八曰「兔口」，如兔之奔突；九曰「蜻蜓」，即似蠟嶺之尾交；十曰「魚嘬」，如魚之嘬口吞物。

上述十種性交姿勢，是古代仿生學在房事生活中的具體運用，可見古人研究房中術既要使其科學化，又要

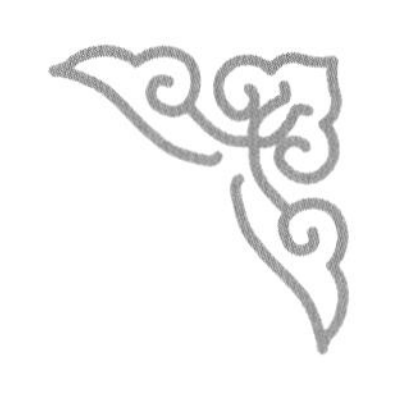

使其藝術化。其目的在於防止交合時的單一呆板姿勢，如一般人認為，夫婦交合只能採取女仰男俯的平臥位，並認為這是夫婦同房時的惟一合理的體位。其實，這種看法是錯誤的。夫婦同房採用不同於往常的合宜的姿態，既可以避免損傷身體，又能增進夫婦之間的感情。

性交姿勢除「十節」外，另外在《素女經》中亦有介紹，名曰「九法」。具體內容是：「一為龍翻，即如龍交時的翻騰，取女下仰，男上伏位，弱入強出，動而不洩，此能防百病；二為虎步，即如虎走時的交合，女取胸膝臥位，男跪其後交，可百病不生，男體益盛；三為猿搏，即如猿交合時搏戲，女仰臥，男擔其股膝使臀背俱舉而交，女可動搖，男不施洩，女快而止，云可使百病自癒；四為蟬附，女伏臥直軀，男伏其後，深交，女快止，可使內傷之病消除；五為龜騰，即如龜鱉交合之展騰，女仰臥屈膝，推其足至胸，交合深淺適度，女快止，男不洩精，久可使精力百倍充盛；六為鳳翔，即如鳳凰飛翔之交合，女仰臥舉腳，男跪其間，深交，女快即止，此亦可防百病之生；七為兔吮毫，即如兔交時吮取毫毛之狀，男下仰臥伸腳，女跨其上，據席俯頭，女情欣喜，神形皆樂而男不洩，則可百病不生；八為魚接鱗，即如魚交時之鱗相接，男下仰臥，女跨其上，兩股向前，淺入勿深，如嬰含乳，持久使女快即止，云可治各種結聚病症；九為鶴交頸，即如鶴交合時抱頸而動，男正坐，女跨其腿上一手抱男頸，男抱女臀，女自動搖，感快即止，云可使七傷之病自癒。」

這裡所說「九法」，亦是仿生學在房中術中的運用，使房室生活藝術化，且與醫療學結合起來，應該說是有一定意義的。但也許有人會說，這是封建社會剝削階級淫婦取樂的東西，是海淫之說。這種看法是錯誤的，因為性生活是人的正常需要，並非某一部分人的專利。並且古代的房事養生理論中，對姦淫放縱也是不贊成的。古代養生家彭祖曾說：「姦淫所以使人不壽者，非是鬼神所為也。直由用意谷猥，精動欲洩，務副彼心，竭力無厭，不以相生，反以相害，或驚狂消渴，或癲癡惡瘡，為失精之故。但河車導引，以補其處，不爾，血脈髓腦日損，風溼犯之，則生疾病，由俗人不知補洩之宜故也。」文中告誡人們姦淫損壽，只有節制房

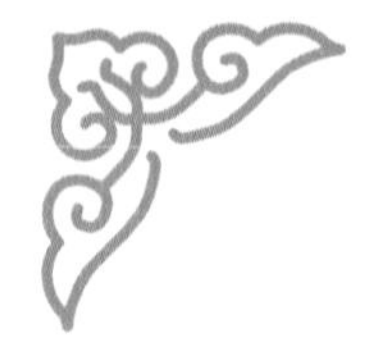

事控制洩精才會對身體有益。

古人總結的性交姿勢，其中有的是針對不同體質的，有的是針對不同體型的，有的是針對不同環境的，正確合理的性交姿勢，可以夫婦雙方達到性和諧，產生性快感，對男女的身心健康是有益的。

在此炎熱的夏天，之所以向大家介紹這些知識，其目的便是希望讀者們能夠明白性交姿勢的重要性，根據自己的體質、體型及環境，適當選擇適合自己的姿勢，不但可以增添性生活的情趣，同時也對身體可起到保健的作用。比如夏天，應該選擇運動量小的性交姿勢，比如側體位中的一些姿勢及女上式等等，不但可以使女方快速達到性高潮，同時也可以避免體能的過分消耗。當然，每個人的具體情況不同，對姿勢的選擇也會有所不同。

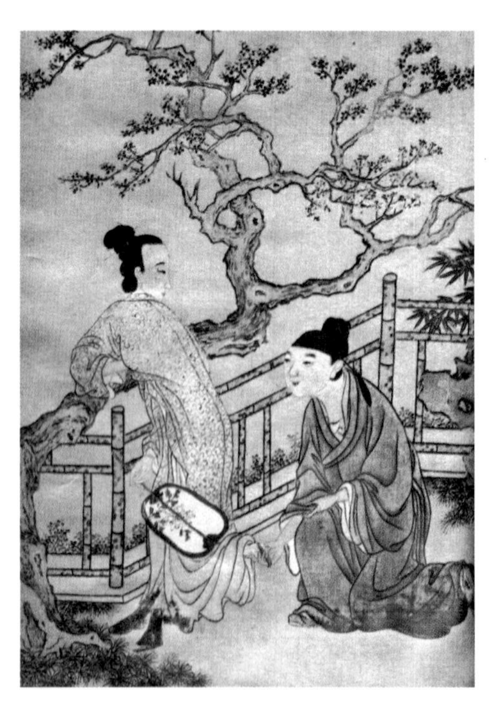

古代論述性交姿勢的書籍很多，姿勢也不下於幾百種。不過只要明白了性交姿勢的道理，便用不著去買書刻意地學習各種性交姿勢，因為人是富有創造性的高級動物，這方面應該是一點就透的。炎炎的夏日，綜合前面所講的內容，結合這裡所講的姿勢，相信會使你的夏日生活更美好。

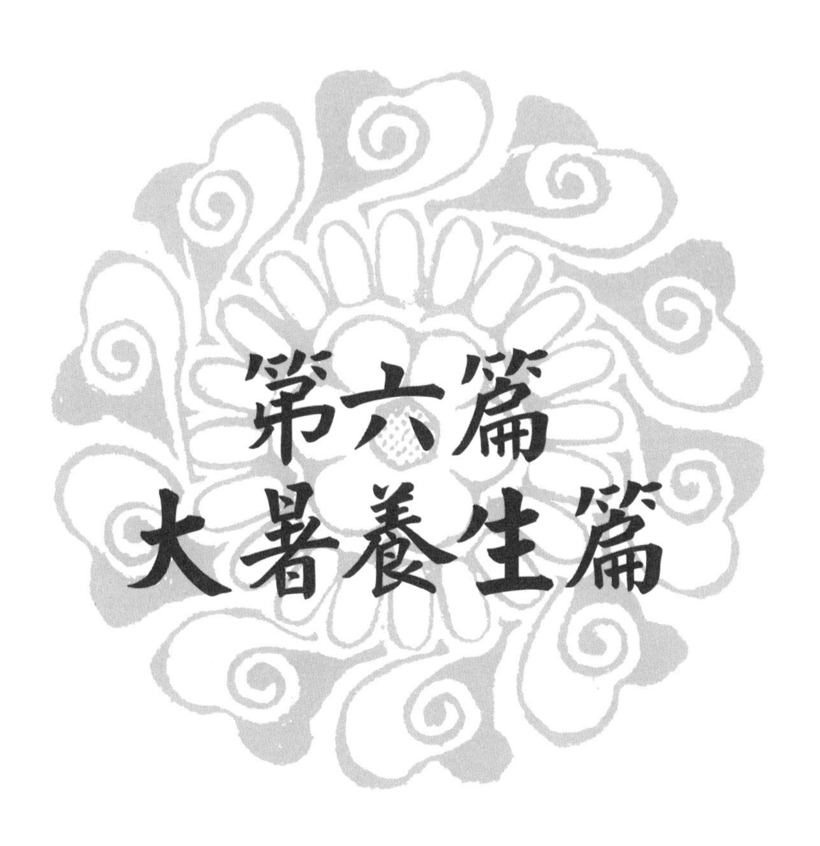

第六篇 大暑養生篇

【節氣諺語】

熱在大小暑，好有雷陣雨。

大暑展秋風，秋後熱到狂。

大暑熱不透，大水風颱到。

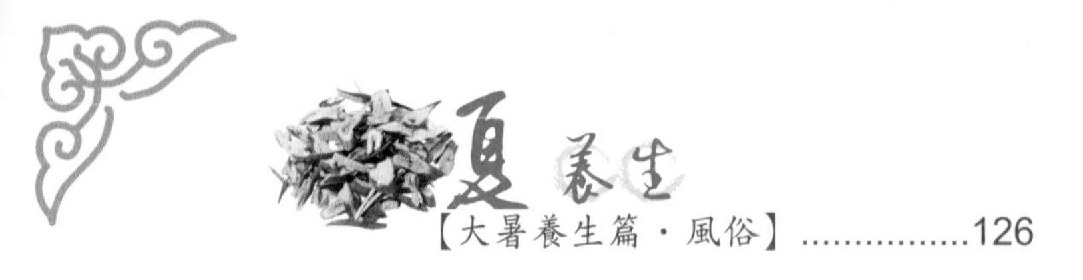

風俗

大暑時斗指丙，太陽黃經為120度，時值陽曆7月22日前後。大暑是一年中最熱的節氣，比小暑還要熱，所以稱之為大暑。此時正值二伏前後，屬於酷熱難耐的季節，防暑降溫工作不容忽視。這個節氣雨水多，諺語說「小暑、大暑，淹死老鼠」，所以這一時節也要注意防汛防澇。

《管子》中說：「大暑至，萬物榮華。」此時節正是喜溫作物生長速度最快的時期，大暑的氣溫高本是正常的氣候現象，但過高的氣溫，農作物反而受到抑制。因此，也要注意防止高溫影響農作物的生長。農諺說：「大暑若不逢酷熱，定是三冬多雨雪。」由此可見，大暑時節的氣候反常，會對冬天的氣候有所影響。

大暑三候為：「一候腐草為螢；二候土潤溽暑；三候大雨時行。」世上螢火蟲約有二千多種，分水生與陸生兩種，陸生的螢火蟲產卵於枯草上，大暑時，螢火蟲卵化而出，所以古人認為螢火蟲是腐草變成的。《紅樓夢》中最短的一個迷語便是「花」，答案為「螢」，即取其「草

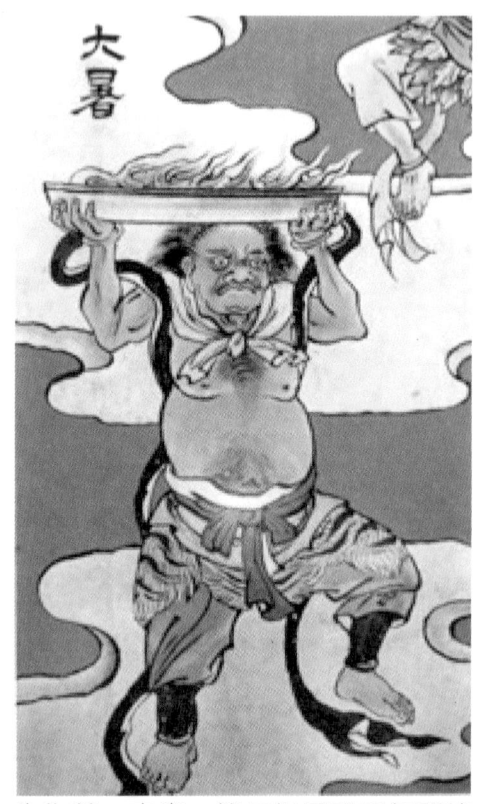

化為螢」之意。第二候是說天氣開始變得悶熱，土地也很潮溼。第三候是說時常有大的雷雨會出現，這大雨使暑溼減弱，天氣開始向立秋過渡。

農曆六月二十三日相傳為火神的誕辰。火一直在人類生活中扮演著重要的角色，所以各地都有火神廟或供奉火神祭祠的習俗。火神的來歷有人認為來源於炎帝神農氏，也有人認為來源於灶神，古人曾有夏至祭灶的說

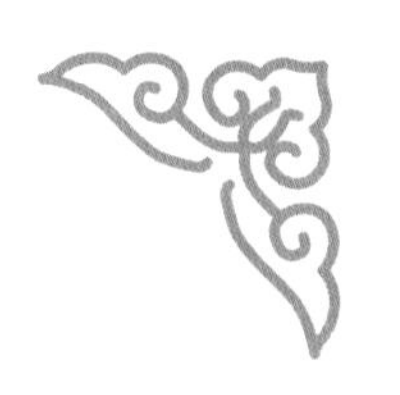

法，後來才將祭灶風俗改至除夕。民間傳說的火神有祝融與回祿二人，他們都是遠古時代傳說中的人物，所以人們將火災也稱作祝融之災或回祿之災。

火在五行中方位屬南，夏末農曆六月二十三的火神祭，正是符合了「南天正位」火德星君的身份。十二地支中巳、午屬火，所以一般火神誕儀式便從巳時開始，稱之為午敬，除了供奉鮮花、水果、素饌外，還有壽金金紙和一同放在桌上的大桶清水，以便信徒將水取回後灑在屋角，據說可防火災。

農曆六月二十四日是關帝聖君的誕辰，這一天也是少數民族過火把節的日子。六月火把節是彝、白、納西、哈尼、拉祜、普米等少數民族共同的傳統節日，節期為農曆六月二十四至二十六日間，一至三天不等。節日活動內容因民族而不盡相同，但點火把則無一例外。火把節又叫星回節，俗有「星回於天而除夕」之說，相當於彝族的新年。

火把節的主要活動在夜晚，人們或點燃火把照天祈年，除穢求吉，或燒起篝火，興行盛大的歌舞娛樂活動。火把節期間，還要舉行傳統的摔跤、鬥牛、賽馬等活動。這些活動，來源於一個有關英雄戰勝魔王（或天神）的傳說，相傳遠古時候，人間豐衣足食，天王對此不滿，於是派大力神下凡逞威，毀壞莊稼田園，打死牛馬牲畜，英雄朵阿惹挺身與大力神摔跤搏鬥，戰勝了他，大力神惱羞成怒，撒下香爐灰，變成各種害蟲，人們便點火來燒，保護了村寨和莊稼。為紀念這一事件，所以每年火把節都要象徵性地重演傳說中的故事，漸漸成為節日活動的主要內容。

福建莆田人在大暑節那天，有吃荔枝、羊肉和米糟的習俗，叫做「過大暑」。荔枝是莆田特產，其中如宋家香、狀元紅、十八娘紅等是優良品種，古今馳名。在大暑節前後，荔枝已是滿樹流丹、飄香十里的成熟時候了。荔枝含有多量的葡萄糖和多種維生素，富有營養價值，所以吃鮮荔枝可以滋補身體。宋比玉的《荔枝食譜》中載：「採摘荔枝要含露採摘，並浸在冷泉中，食時最好盛在白色的瓷盆上，紅白相映，更能襯出荔枝色彩的嬌豔；晚間，浴罷，新月照人，是啖荔枝的最好時間。」莆田人在大

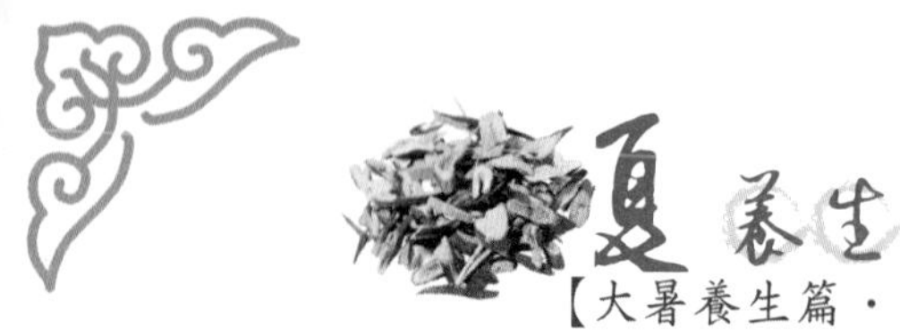

暑節那天，先將鮮荔枝浸於冷井水之中，大暑節時刻一到便取出品嚐，這時刻吃荔枝最愜意、最滋補。於是，有人說大暑吃荔枝，其營養價值和吃人參一樣高。

溫湯羊肉是莆田獨特的風味菜餚之一，把羊宰後，去毛卸臟，整隻放進滾湯的鍋裡翻燙，撈起放入大陶缸中，再把鍋內的滾湯注入，泡浸一定時間後取出上市。吃時，把羊肉切成片片，肉肥脆嫩，味鮮可口。羊肉性溫補，食用、藥用咸宜。大暑節那天早晨，羊肉上市，供不應求。

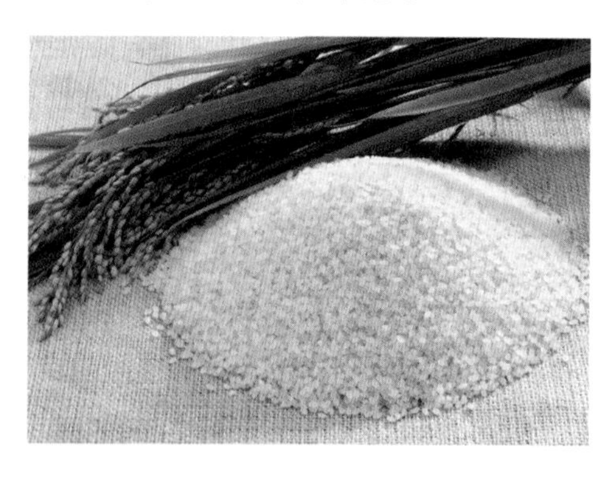

將米飯拌和白米麴讓它發酵，透熟成糟。到大暑那天，把它劃成一塊塊，加些紅糖煮食。據說可以「大補元氣」。莆田人在大暑節那天，也要以荔枝、羊肉為互贈親友之間的禮品。

起居

此節氣中，炎熱的程度到達高峰。中暑人數明顯增多，當出現持續六天以上最高氣溫大於35°C時，中暑人數急劇增加。天氣太熱，我們要以預防為主，多收聽當地天氣預報是十分有益的，在家也好，外出活動也好，應巧妙地避開最高氣溫時段。

中暑的誘發因素很複雜，但主要矛盾還是氣溫。當相對溼度大於85%、氣溫在30至31°C，或相對溼度50%、氣溫37°C，或溼度小、氣溫在40°C時，人體的體溫調節機能便會發生困難，一類是因高溫高溼使汗液不易蒸發，另一類是高溫低溼造成汗液滲出過多使人體水分得不到及時補充。預防中暑，最重要的是改善小環境氣溫，通過涼棚、水幕隔熱，通過自然和機械通風環境降溫。對於高溫作業者，應進行合理的營養補給。防暑降溫的飲料和藥品也是必備的。

發現中暑者時，應立刻進行急救。首先要迅速將病人移至陰涼、通風的地方，同時墊高頭部，解開衣褲，以利呼吸和散熱。然後用冷水毛巾敷頭部，或冰袋、冰塊置於病

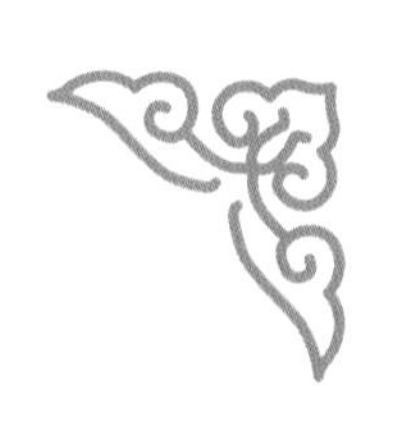

人頭部、腋窩、大腿根部等處。也可將患者軀體呈45度浸在18℃左右的水中，以浸沒乳頭為度，然後同時用毛巾擦浸在水中的患者身體，把皮膚擦紅，一般擦15至30分鐘左右，即可把體溫降至37至38℃，大腦未受嚴重損害者多能迅速清醒。要注意的是，對於老年人、體弱者和有心血管病的中暑患者，水溫不可過低。

此節氣還要預防陰暑傷人。由於酷暑難當，人們常常喜歡晚上到庭院或溪流河邊納涼休息，或當勞動、運動出汗後立刻用涼水洗澡，有的則大量喝冷飲，更有甚者乾脆在室外鋪上涼席睡覺。一覺醒來後，卻出現惡寒頭痛或伴沉重感、鼻塞流涕、喉痛咽乾、四肢酸痛、肌膚發熱而無汗，或伴有消化道症狀，如嘔吐、腹瀉等等，這就是患了傷暑症，是中暑的一種，中醫學稱之為陰暑。

人們在夏季對中暑的預防較為重視，但對陰暑症往往認識不足，正如《時病論》所說：「暑熱逼人者，畏而可避，可避者犯之者少。陰寒襲人者，快而莫知。莫知則犯之者多，故病暑者，陰暑居其八九。」對於陰暑，傳統醫學是這樣論述的：「靜而得之」、「避暑乘涼得之」。意思指在夏天酷暑之時，人們往往貪涼，露宿太過，或久臥空調房間，或飲用生冷、瓜果、甜膩之品無度，而患此病症。

陰暑的致病原因不單純是暑邪，而兼有寒和溼，所以陰暑不像中暑那樣明朗化和發病急驟。陰暑病程比較長，溼邪纏綿，治療不對路，患者也是極為苦惱的。現代醫學認為，發生陰暑的原因是在炎熱的氣候條件下，體內新陳代謝旺盛，體力消耗大，抵抗力減弱，當遇到氣候突然轉涼或突然受到寒冷刺激後，病源微生物就會乘虛而入，引起上呼吸道感染或嘔吐腹瀉，甚至造成口眼歪斜，誘發中風及半身癱瘓等病症。預防陰暑的發病，切不能過於貪涼、露宿、通宵達旦地使用電扇或空調，還要節制生冷飲食和大汗之後冷水淋浴。

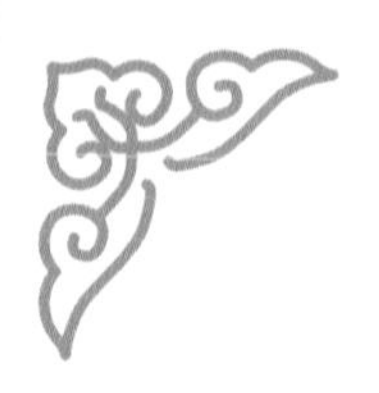

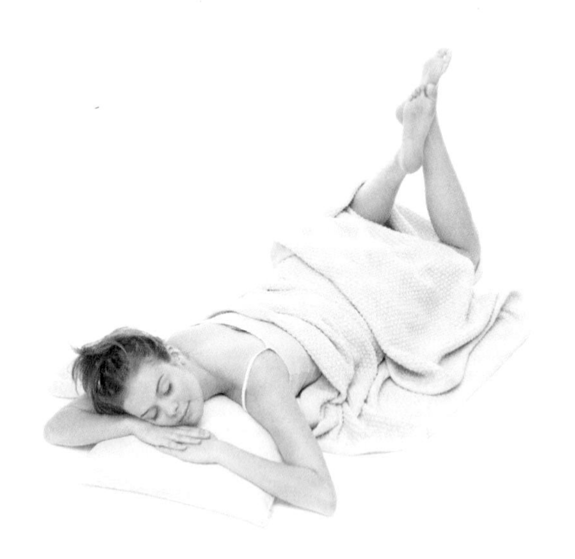

此節氣也是心血管疾病、腎臟及泌尿系統疾病患者的一大危險關頭，所以患者在此節氣中要分外小心。在日常生活中要做好身體的保養，情緒上一定要保持樂觀、愉快，切不可急躁或大怒；飲食上要注意清淡而富有營養，不可過食太鹹的食品；睡眠要充足，不可在過於困乏時才睡，應當在微感乏累便開始入睡，並且睡眠前不可做劇烈的運動，睡時要先睡眼，再睡心，逐漸進入深層睡眠。不可露宿，室溫要適宜，不可過涼或過熱，房中也不可有對流的空氣，即所謂的「穿堂風」。早晨醒來，要先醒心，再醒眼，並在床上先做一些保健的氣功，如熨眼、叩齒、鳴天鼓等，再下床。早晨可到室外進行一些健身活動，但運動量不可過大，以身體微汗為度，當然，最好選擇散步或靜氣功為宜。氣溫高的中午不要外出，而居室溫度亦不可太低；不但要做好午睡，白天只要微感困乏，即可小睡片刻。一天也不能無所事事，應當有意地進行一些活動，如下棋、練書法、繪畫、觀看演出等，但嗜好不可太深，應適可而止。對於有公務在身的患者，要把工作安排得井然有條，並且工作量不宜過大。

對於身體健康的人們，在加強飲水、合理飲食及睡眠充足的前提下，是可以多做些運動，讓身體發發汗，對身體也是有益的。只是根據每個人的身體素質不同，運動量亦應有所差異。一般來說，身體健康的人，在做一些較大的運動後，大量的出汗會使身體有一種舒服的暢快感，運動量應該以此為度。值得注意的是，停止運動後，不可用冷水給身體降溫，也不能過量地喝冷飲，最好喝些熱茶或綠豆湯等防暑飲品；剛剛做完較劇烈的運動也不可馬上臥床休息，並且也不能立刻用餐。當然，如果你不怕髒，運動後躺在地上伸幾個懶腰再站起來，對身體是不會有什麼害處的。

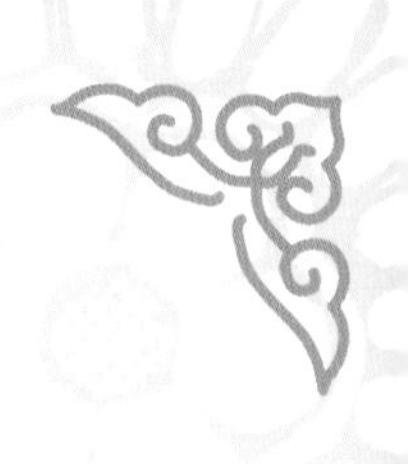

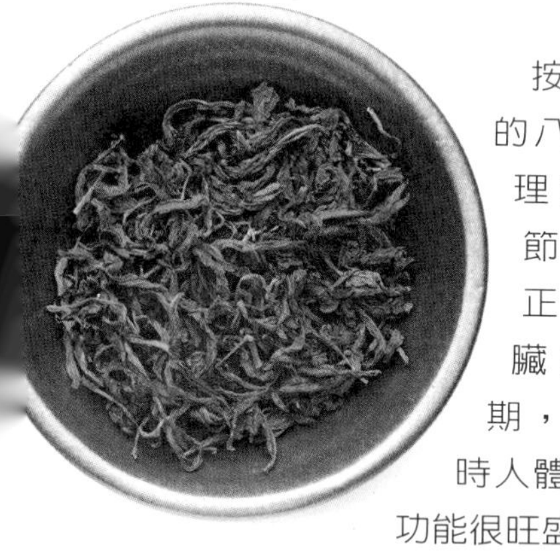

按照中國的八卦五行理論，此節氣人體正處於脾臟的旺盛期，所以此時人體的消化功能很旺盛。順應四時的養生原則應多做些體育運動，並可適當進行輕補。此時肝腎處於衰弱狀態中，所以應注意加強對肝腎的保養。調養情志，保持心情的愉悅，惜精強神，節制房事，對身體會有很大好處。

運動

一、大暑六月中坐功

《遵生八箋》中原文如下：「運主太陰四氣。時配手太陰肺溼土（手太陰肺當是燥金，而非溼土，有誤）。坐功：每日丑、寅時，雙拳踞地，返首向肩引，作虎視，左右各三五度，叩齒，吐納，咽津。治病：頭項胸背風毒，咳嗽上氣，喘渴煩心，胸膈滿，臂痛，掌中熱，臍上或肩背痛，風寒，多汗，中風，小便數欠，溺色變，皮膚痛，及健忘，心情鬱結，風溫寒熱。」

大暑正值中伏前後，大部分地區通常為一年最熱時期，也是喜溼作物生長速度最快的時期。天陽下濟，地熱上蒸，天地之氣上下交合，各種植物大都開花結果了，展示了自然界萬物繁榮秀麗的景象。本法以「大暑」命名，正是針對這一時令特點而制定的氣功鍛鍊方法，適宜於大暑時節鍛鍊，可於大暑時開始，至立秋為止。本功法動作簡單，僅要求「雙拳踞地，返首向戶引作虎視。」「作虎視」即如猛虎窺視。

《素問・氣交變大論》說：「歲火太過，炎暑流行，肺金受邪，民病瘧，少氣咳喘，血溢血洩注下，嗌燥耳聾，中熱肩背熱，上應熒惑星。甚則胸中痛，脅支滿脅痛，膺背肩胛間痛，兩臂內痛。身熱骨痛而浸淫……病反譫妄狂越，咳喘息鳴，下血溢洩不已……。」炎夏以火熱為特點，從人體五臟來說以心病為多見。火本克金，火太過就會乘金傷肺，而使肺金受邪，出現肺的病變。文中所述本法的主治病症，大多屬於肺經病變，採

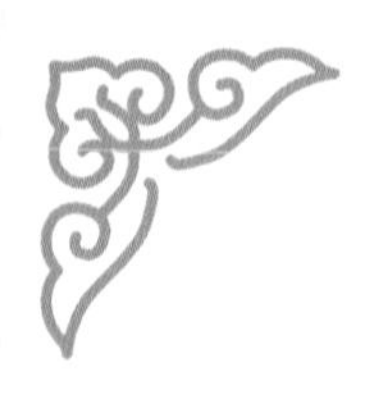

用本功法鍛鍊，有較好的防治作用。

適應病症：頭項胸背風毒、咳嗽上氣、喘渴煩心、胸膈滿、臂痛、掌中熱、臍上或肩背痛、風寒、多汗、中風、尿急尿頻、皮膚痛、健忘、心情鬱結、風溫寒熱諸證。

具體方法：每日凌晨三至七點時，雙拳按地，頭頸向肩部方位扭動、運視，左右方向各三至五次，然後牙齒叩動三十六次，調息吐納，津液嚥入丹田九次。

二、意照膽囊功

適應病症：膽囊炎症。

具體方法：雙腿併攏站立，雙臂自然垂下，兩掌心貼近股骨外側，中指指尖緊貼風市穴，拔頂，舌抵上顎，卻除心中雜念。兩掌心相搓2分鐘，再照患處，距離身體約10公分，每次照10至20分鐘，默念消炎止痛、膽囊暢通。

三、章門觀想功

適應病症：腹瀉、消化不良、腰背疼痛。

具體方法：自然站立，雙腳分開與肩同寬，雙臂自然下垂，掌心朝內側，中指指尖緊貼風市穴，拔頂，舌抵上顎，提肛，淨除心中雜念。全身放鬆，意念觀想側腹部第十一浮肋游離端下方的章門穴，可疏通足厥陰肝經。每次練功觀想20分鐘以上，每日早晚各練功一次。

四、膽俞導引功

適應病症：口苦。

具體方法：自然站立，雙腳分開與肩同寬，雙臂自然下垂，掌心朝內側，中指指尖緊貼風市穴，拔頂，舌抵上顎，提肛，淨除心中雜念。全身放鬆，兩手掌相互摩擦至熱，搓背後第十與第十一胸椎棘之間，椎骨兩旁的膽俞穴，一上一下為一次，搓64次。舌上捲，有唾液產生勿吐出，可分數嚥下，舌盡量保持在上捲狀態。

五、揉腹搓足功

適應病症：舌酸、食道痙攣。

具體方法：自然站立，雙腳分開與肩同寬，雙臂自然下垂，掌心朝內側，中指指尖緊貼風市穴，拔頂，舌抵上顎，提肛，淨除心中雜念。全身放鬆，兩手大拇指與大拇指、食指與

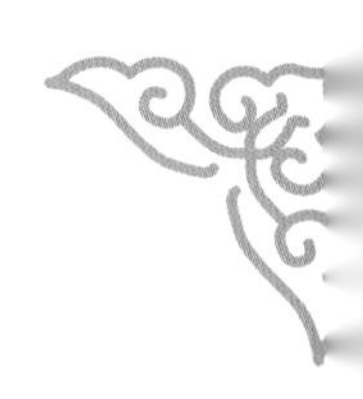

食指相接，兩手內勞宮緊貼小腹部，意念想小腹內有團熱流，兩手在外，外導內引做順時針旋轉36圈，再逆時針旋轉36圈。搓足跟，一上一下為一次，各搓108次，使足跟達到熱脹為好。

六、按天心穴功

適應病症：治高熱昏迷。

具體方法：用大拇指按揉手掌之小天心穴，兩手各按揉36次，按時要用力。

【編按：小天心穴位於手掌側，大魚際（大拇指根部）和小魚際（小指下近掌根部）交接之中點，左右手各一穴。】

七、丹田呼吸功

適應病症：前列腺炎、痔瘡等。

具體方法：端坐於椅子上，兩腳分開與肩同寬，大腿與小腿呈90度角，軀幹伸直，全身放鬆，下頜向內微收。左手內勞宮正對肚臍，右手內勞宮貼在左手外勞宮處。吸氣收小腹，使小腹貼命門，肛門自動內收，呼氣命門催肚臍，一吸一呼為一次，做108次。收功時，自然恢復至剛開始練功的姿勢。

飲食

大暑節氣是大熱天，民俗中人們往往吃羊肉等屬於熱性的食物。據醫家稱：大暑節氣是在梅雨季節剛過後不久的月份，此時天氣雖熱，但暑主陰，人體容易為暑、溼、邪所侵，甚至發病；吃了這些食物，能增強身體抗病的能力，以驅除暑溼。由此可見民俗中的這種飲食方法也是有根據的。

暑天，運用飲食的營養作用養生益壽，是減少疾病、防止衰老的有效保證。夏季的飲食調養是以暑天的氣候特點為基礎，由於夏令氣候炎熱，易傷津耗氣，因此常可選用藥粥滋補身體。《黃帝內經》有「藥以去之，食以隨之」、「穀肉果菜，食養盡之」的論點。著名醫家李時珍尤其推崇藥粥養生，他說：「每日起食粥一大碗，空腹虛，谷氣便作，所補不細，又極柔膩，與腸胃相得，最為飲食之妙也。」藥粥對老年人、兒童、脾胃功能虛弱者都是適宜的，所以古

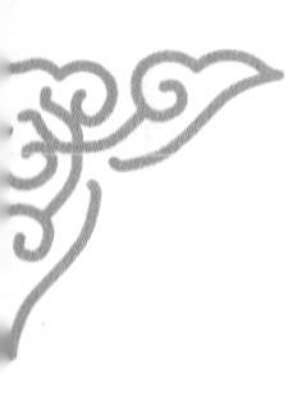
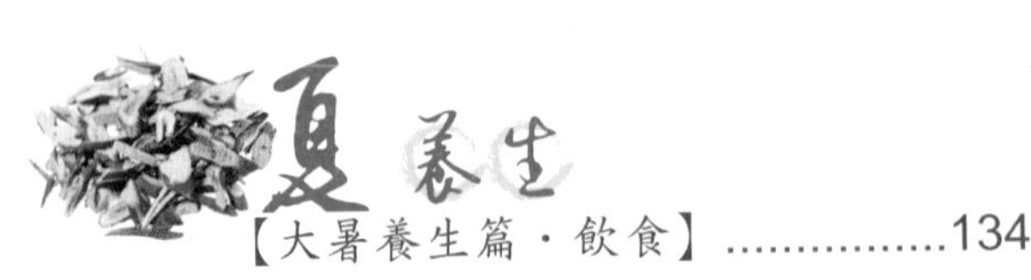

人稱「世間第一補人之物乃粥也」。《醫藥六書》讚：「粳米粥為資生化育坤丹，糯米粥為溫養胃氣妙品。」可見粥養對人之重要。藥粥雖說對人體有益，也不可通用，要根據每人的不同體質、疾病，選用適當的藥物，配製成粥方可達到滿意的效果。

盛夏陽熱下降，氤氳熏蒸，水氣上騰，溼氣充斥，故在此季節，感受溼邪者較多。在中醫學中，溼為陰邪，其性趨下，重濁黏滯，易阻遏氣機，損傷陽氣，故食療藥膳以清熱解暑和溫熱升陽為宜。

一、清暑食療方

1.清拌茄子

配方：嫩茄子500克，香菜15克，蒜、米醋、白糖、香油、醬油、味精、精鹽、花椒各適量。

做法：茄子洗淨削皮，切成小片，放入碗內，撒上少許鹽，再投入涼水中，泡去茄褐色，撈出放蒸鍋內蒸熟，取出晾涼。蒜搗末，將炒鍋置於火上燒熱，加入香油，下花椒炸出香味後，連油一同倒入小碗內，加入醬油、白糖、米醋、精鹽、味精、蒜末，調成汁，澆在茄片上。香菜洗淨切段，撒在茄片上，即成。

功效：此方具有清熱通竅、消腫利尿、健脾和胃之功效。

2.熗拌什錦

配方：豆腐1塊，嫩豆角50克，番茄50克，木耳15克，香油、植物油、精鹽、味精、蔥末各適量。

做法：將豆腐、豆角、番茄、木耳均切成丁。鍋內加水燒開，將豆腐、豆角、番茄、木耳分別焯透（番茄略燙即可），撈出瀝乾水分，裝盤備用。炒鍋燒熱，入植物油，把花椒下鍋，熗出香味，再將蔥末、鹽、番茄、味精同入鍋內，攪拌均勻，倒在燙過的豆腐、豆角、木耳上，淋上香油攪勻即可。

功效：此方具有生津止渴、健脾清暑、解毒化溼之功效。

3.綠豆南瓜湯

配方：綠豆50克，南瓜500克，食鹽少許。

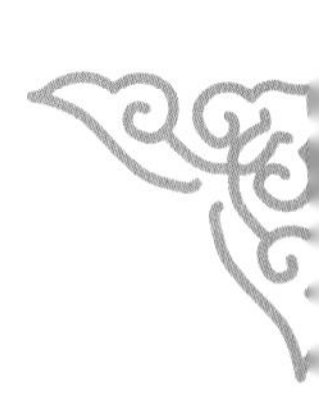

做法：綠豆清水洗淨，趁水氣未乾時加入食鹽少許（3克左右）攪拌均勻，醃製幾分鐘後，用清水沖洗乾淨。南瓜去皮、瓤用清水洗淨，切成2公分見方的塊待用。鍋內加水500毫升，燒開後，先下綠豆煮沸2分鐘，淋入少許涼水，再煮沸，將南瓜入鍋，蓋上鍋蓋，用文火煮沸約30分鐘，至綠豆開花，加入少許食鹽調味即可。

功效：此方中綠豆甘涼，能清暑、解毒、利尿，配以南瓜生津益氣，可說是夏季防暑最佳膳食。

4.苦瓜菊花粥

配方：苦瓜100克，菊花50克，粳米60克，冰糖100克。

做法：將苦瓜洗淨去瓤，切成小塊備用。粳米洗淨，菊花漂洗，二者同入鍋中，倒入適量的清水，置於武火上煮，待水煮沸後，將苦瓜、冰糖放入鍋中，改用文火繼續煮至米開花時即可。

功效：此方具有清利暑熱、止痢解毒之功效。適用於中暑煩渴、下痢等症。

按注：喝此粥時，忌食一切溫燥、麻辣、厚膩之物。

5.西瓜花生湯

配方：西瓜皮100克，花生100克，麥芽、薏苡仁各50克。

做法：合在一起，煮成湯汁飲用。

功效：此方具有很好的清熱解暑作用。

6.焦麥茶

配方：大麥100克。

做法：將大麥炒焦，再加1500至2000毫升水煮開，晾涼後飲用。

功效：此茶非常可口又能降溫防暑。

7.藿香降溫茶

配方：藿香和決明子適量。

做法：將兩種藥材用沸水沖泡，晾涼後飲用。

功效：此茶具有防暑降溫、清肝明目的作用。

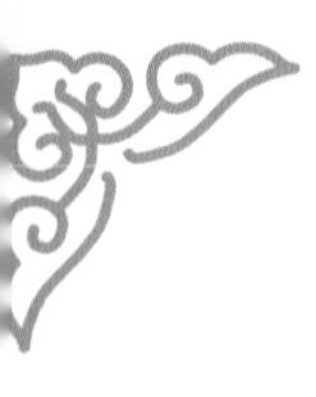

8.菊花竹葉茶

配方：白菊花、橘皮、山楂、鮮竹葉各5至10克。

做法：用500至1000毫升沸水沖泡後飲用。

功效：此茶清熱祛溼、開胃健脾。

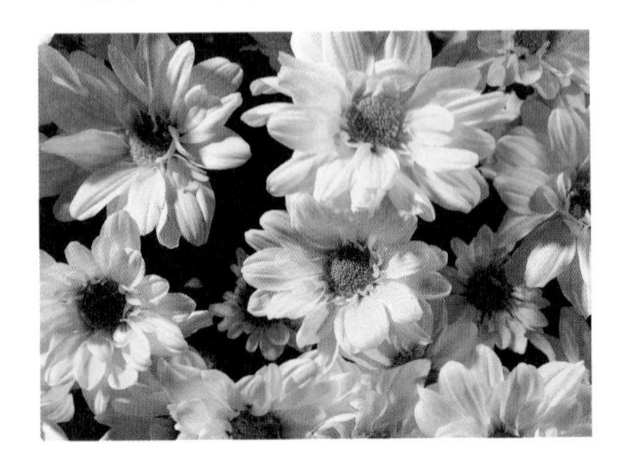

9.西瓜皮炒毛豆

配方：西瓜皮適量，毛豆250克。

做法：將西瓜皮去外面青綠硬皮、內部紅瓤，然後用鹽醃漬一夜，去水分，稍晾乾，切成細條，與毛豆同炒，加糖少許，佐餐。

功效：主治中暑。

10.綠豆豬肘

配方：去骨豬肘1000克，綠豆500克，蔥、薑、鹽、白礬少許。

做法：將豬肘刮洗乾淨，加水放入鍋中，下綠豆和白礬適量，用微火煮至用筷子一扎即透時取出放涼，然後把煮透的肘子皮朝下放在大碗內，上面放蔥、薑、鹽，再倒入原湯，（不要綠豆），用旺火上鍋蒸爛，取出再晾涼。將連湯的肘子放在冰箱，待凝結成凍時取出切片，即可食用。

功效：主治中暑。

11.海帶冬瓜蠶豆湯

配方：海帶100克，冬瓜500克，去皮蠶豆100克，香油及鹽適量。

做法：將海帶洗淨切成條塊狀，和蠶豆一起下鍋，用香油煸炒，然後加500毫升清水，加蓋燒煮，待蠶豆將熟時，再把切成塊狀的冬瓜和鹽一併放入，繼續繞至冬瓜熟，即可食用。

功效：主治中暑。

12.食鹽生薑湯

配方：食鹽30克，生薑15克，水1碗。

做法：食鹽、生薑同炒，加水煎服，或以鹽一小撮，揉擦病人兩手腕、兩足心、兩脅、前後背等處，以出紅點及覺有輕鬆感時為度。

功效：主治中暑。

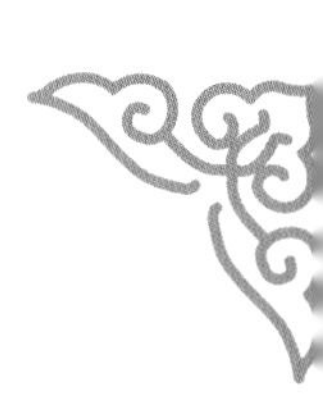

13.扁豆荷葉粥

配方：扁豆50克，冰糖30克，鮮荷葉1張，粳米100克。

做法：將扁豆入鍋內燒焦，水沸後，入粳米，待扁豆黏軟，放入冰糖及洗淨的荷葉，再煮20分鐘即成。

功效：主治中暑。

14.楊梅甜酒

配方：鮮楊梅500克洗淨，白糖50克。

做法：共同搗爛放入瓷罐中，自然發酵一週成酒。用紗布濾汁，即為12度楊梅甜酒。如甜度不夠可加適量白糖，再置鍋中煮沸，停火待冷裝瓶，密閉保存，陳久為良。夏季佐餐隨量飲用。

功效：預防中暑，治療腹瀉。

15.西瓜番茄汁

配方：西瓜1個，番茄1000克。

做法：西瓜取瓤，去子，番茄用沸水沖燙，去皮及種子，用潔淨紗布絞取汁液飲用。

功效：主治暑熱及溫病發熱。

16.鳳梨汁

配方：鳳梨1個。

做法：搗爛擠汁，涼開水沖服。

功效：主治中暑發熱煩渴。

17.麥芽茶

配方：麥芽適量。

做法：炒黃，配鮮蒿放茶中。對高溫下勞動者尤宜。

功效：主治中暑（起預防作用）。

18.西瓜雞丁湯

配方：西瓜1個，雞肉適量。

做法：西瓜去瓤，留完整瓜殼，雞肉切丁放入瓜殼內，加適量清水，隔水燉至雞肉熟。

功效：主治中暑。

19.清暑扁豆粥

配方：扁豆15克，紅豆30克，懷山藥15克，木棉花15克，薏米30克，鮮荷葉半張，燈芯草少許。

做法：上諸味慢火煮粥，以豆熟透為度，每日兩次服用。

功效：主治中暑。

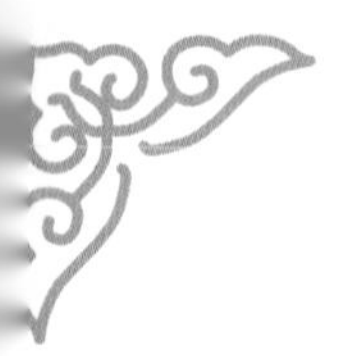

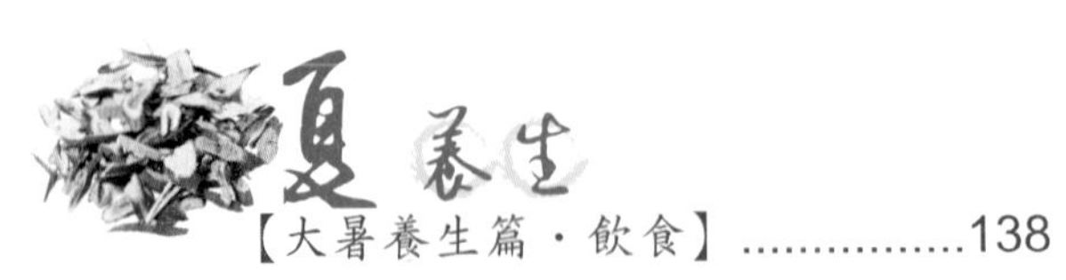

20.四色粥

配方：綠豆、紅豆、麥片、黑芝麻等份，白糖或冰糖適量。

做法：先將上四味加水共煮粥，侯熟，將白糖調入，空腹溫服。

功效：主治中暑。

21.瓜豆茶

配方：綠豆衣40克，西瓜翠衣40克。

做法：煎水飲服。

功效：主治中暑煩渴。

22.蜜棗薺菜湯

配方：薺菜90克，蜜棗5至6枚。

做法：將鮮薺菜、蜜棗加水1500毫升煎至500毫升，去渣留湯服用。

功效：主治暑熱傷胃、鼻衄。

23.西瓜露

配方：西瓜2至3公斤，蜂蜜150克，香油150克，鮮薑片100克，大紅棗10枚。

做法：挑選一個2至3公斤重的西瓜，切開一個小口，把中間西瓜肉挖出來，留瓜瓤3公分厚左右，然後放入蜂蜜、香油、薑片、紅棗（去核）。再把切開的小蓋扣上，放進鍋裡，固定好，然後往鍋裡加水，水面應當低於西瓜切口部分，用火燉一個半小時，趁熱喝西瓜裡的露汁，一邊喝西瓜露，一邊吃少許薑片，但不要吃西瓜中的大棗。最好能一次吃完，並馬上平臥休息半小時。如果一次喝不完，下次再喝時要燉熱後再服用。

功效：主治暑熱不退、煩渴。

24.杞米魚香茄子

配方：茄子250克，鹹魚25克，枸杞子10克，薏苡仁20克。

做法：茄子洗淨，切去頭尾，切成條塊狀。鹹魚切成小塊狀。將茄子與鹹魚在油中炒一下盛起，放砂鍋中，加杞子、薏苡仁，及醬油、糖、酒、薑、蒜泥、適量水，用文火煲熟即成。

功效：主治暑熱。

25.蓮蓉涼糕

配方：蓮子50克，荸薺粉150克，洋菜10克，白糖60克。

做法：蓮子做成蓉（泥狀），洋菜加適量水加熱熔化。將荸薺粉、蓮蓉、糖加入洋菜液混合，放在模中蒸熟即可。

功效：主治暑熱不解。

26.酸梅綠豆湯

配方：酸梅30克，綠豆100克，白糖50克。

做法：先將綠豆加水燒開後再加入酸梅，煮至豆化梅爛，再加入白糖和勻即成。

功效：主治暑熱。

27.糖醋嫩藕

配方：嫩藕500克，醋、白糖、精鹽各適量。

做法：先將嫩藕洗淨去皮，對切成兩半，再切成片狀放入盆內，用沸水連泡兩次使發軟，然後倒去開水，加入醋、白糖、精鹽調拌，醃漬3小時即成。

功效：主治暑熱煩渴。

28.綠豆海蜇湯

配方：綠豆50克，海蜇50克。

做法：加水熬成湯。

功效：主治暑熱、降血壓、咳喘。

二、糖尿病食療偏方

1.菠菜銀耳煎

配方：鮮菠菜150克，銀耳9克。

做法：上述二味水煎調味服。

功效：主治消渴（即糖尿病）。

按注：一方用菠菜根更好。

2.牛乳山藥飲

配方：牛乳500毫升，山藥30克。

做法：將山藥炒黃研末，牛乳煮沸後調入山藥粉，拌勻服用，每日一劑。

功效：主治口燥咽乾、消渴、反胃吐酸等症。

3.淮山百合燉兔肉

配方：淮山、百合各30克，淨兔肉250克，料酒10克，精鹽5克，味精3克。

做法：前三味用文火隔開水，點入精鹽、味精調味，稍燉片刻，即可以離火。佐膳，隨量飲湯食肉。

功效：主治消渴虛勞。

4.蚌肉湯

配方：蚌肉連水100克。

做法：蚌肉加溫，煮熟服之。

功效：主治糖尿病。

5.羊肚

配方：羊肚適量。

做法：羊肚爛煮，空腹食之。

功效：主治消渴。

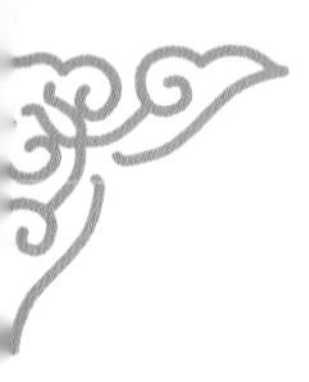
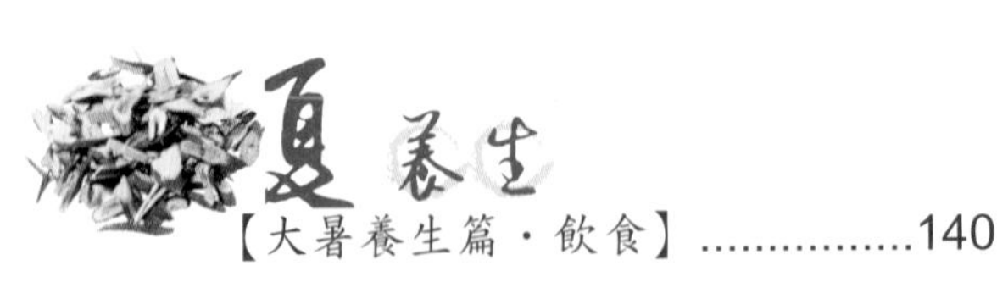

6.果仁苡米湯

配方：去殼白果仁10粒，苡米60克。

做法：去殼白果仁、苡米加適量水煮熟，放入冰糖或白糖調味食用。

功效：主治糖尿病。

7.桑椹煎

配方：桑椹10克。

做法：桑椹加水煎服，或服桑椹膏，每次30克，每天二至三次。

功效：主治消渴。

8.苦瓜炒肉片

配方：苦瓜250克，瘦豬肉100克。

做法：苦瓜與瘦肉同炒佐餐。

功效：主治陰虛燥熱之糖尿病。

9.清燉兔肉

配方：兔肉400克。

做法：兔肉清燉食用。如加山藥25克，效更佳。

功效：主治氣陰兩虛之糖尿病。

10.豬髓羹

配方：豬髓100克，紅棗150克，蓮子100克，木香3克，甘草10克。

做法：先將蓮子去芯，洗淨；紅棗洗淨；木香、甘草洗淨，裝入紗布袋內，連同豬髓放入鍋內，加水適量。再將鍋置武火上燒沸，再改用文火熬煮至湯濃、蓮子酥爛即成。

功效：主治消渴。

11.煮豌豆

配方：青豌豆或豌豆苗適量。

做法：青豌豆煮熟淡吃，或豌豆苗煮食。

功效：主治糖尿病。

12.玉米鬚方

配方：玉米鬚30克。

做法：煎成一碗，分兩次一天服完，連服十日，常用有效。

功效：主治糖尿病。

13.冬瓜單方

配方：冬瓜1個。

做法：先去皮，埋在溼地中一個月取出，破開，取清汁飲之。堅持常服，定有收益。

功效：主治糖尿病。

14.雞醋湯

配方：大白公雞1隻，陳醋200克。

做法：將雞宰殺洗淨，內加陳醋200克，不加油鹽，燉熟吃下，連吃數天見效。

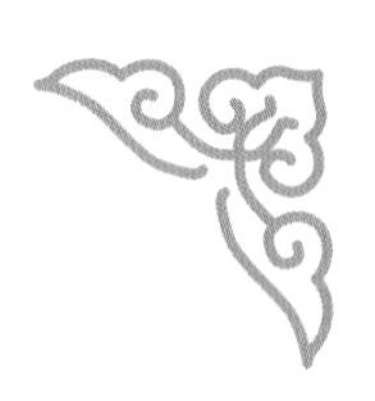

功效：主治糖尿病。

按注：忌吃甜食和葡萄糖多的食物。

15.黑豆單方

配方：黑豆適量。

做法：用水煮熟，每次嚼50克，每天二至三次。若連服1個月，療效不佳者，可停服一切食物，而改黑豆為主食主菜。黑豆可碾麵做成麵條、烙餅、餃子皮、糕點等，黑豆長豆芽可做餃子餡或涼菜、熱菜等。總之，一日三餐均以黑豆為主，連服三個月顯效。

功效：主治糖尿病。

16.南瓜湯

配方：南瓜250克。

做法：煮湯，飲湯食瓜，早晚各一次，連食一個月。

功效：主治糖尿病。

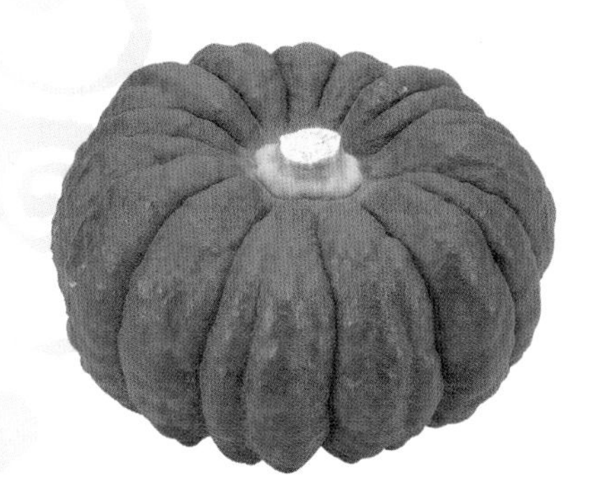

17.冬瓜皮蠶豆湯

配方：冬瓜皮50克，蠶豆60克。

做法：清水三碗，煎至一碗，去渣飲用。

功效：主治糖尿病。

18.薏米杏仁粥

配方：薏米30克，杏仁10克。

做法：加水適量煮粥，冰糖調味，每日一次，宜常服。

功效：主治糖尿病。

19.胡蘿蔔粥

配方：粳米150克，胡蘿蔔5個。

做法：胡蘿蔔絞取汁，用汁加水煮粥食之。

功效：主治糖尿病。

20.泥鰍荷葉粉

配方：泥鰍10條，乾荷葉3張。

做法：將泥鰍陰乾，去頭尾，燒灰，研為細末，乾荷葉也研末，等量混勻。每次10克，涼開水送下，每日三次，以不思水為止。

功效：主治糖尿病。

21.杞子燉兔肉

配方：枸杞子15克，兔肉250克。

做法：將上兩味放入砂鍋內燉熟，

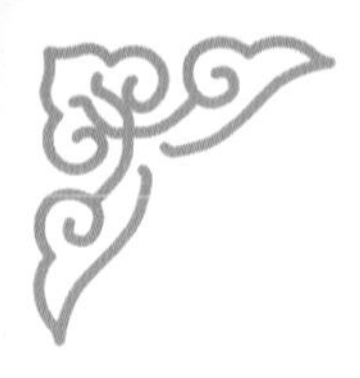
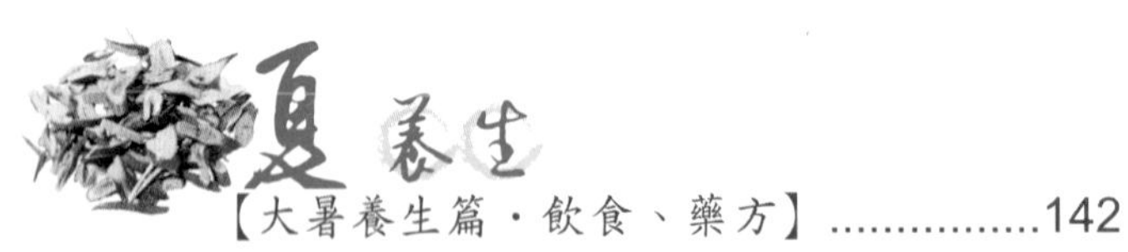

加油、鹽適量，喝湯吃肉，隔日一次，常食。

功效：主治糖尿病。

22.田螺水

配方：田螺適量。

做法：將田螺養於清水中去污水和泥穢，換清水再浸一夜，取其水煮沸飲服，或將田螺帶殼煮熟，飲服煮田螺的水。

功效：主治糖尿病。

23.韭黃煮蛤肉

配方：韭黃（韭菜也可）150至250克，蛤蜊肉250至350克，味精、料酒適量。

做法：韭黃揀洗乾淨，同蛤蜊肉加水適量並加入少許料酒煮熟即成，服食時加鹽及味精調味。

功效：主治糖尿病。

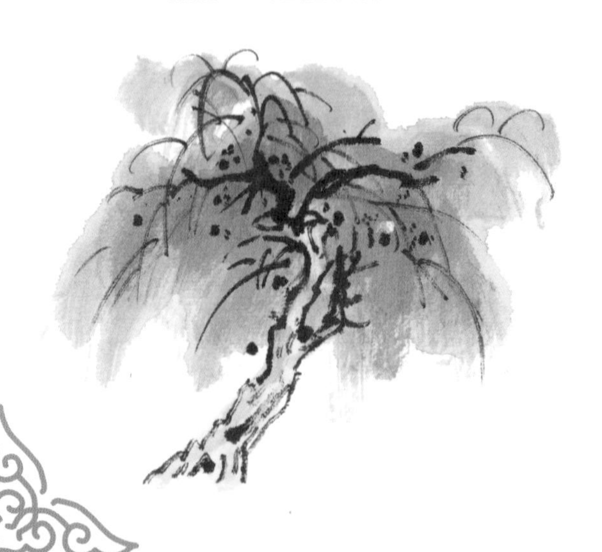

24.豬脊羹

配方：豬脊骨500克，紅棗150克，蓮子（去芯）100克。

做法：一起加水適量，小火燉煮4小時。以喝湯為主，並可吃肉、棗和蓮子。

功效：主治糖尿病。

三、預防糖尿病類食譜

1.清蒸茶鯽魚

配方：鯽魚500克，綠茶適量。

做法：將鯽魚去腮、內臟，留下魚鱗，腹內裝滿綠茶，然後放入盤中，上蒸鍋清蒸熟透即可。淡食魚肉，每日一次。

功效：此方可預防糖尿病。

2.山藥燉豬肚

配方：豬肚、山藥各適量。

做法：將豬肚煮熟，再與山藥同燉至爛，稍加鹽調味。空腹食用，每日一次。

功效：此方可預防糖尿病。

3.五香兔肉

配方：兔肉1000克，清湯2000克，醬油15克，蔥段20克，薑片10克，料酒25克，精鹽、花椒、大料（滷

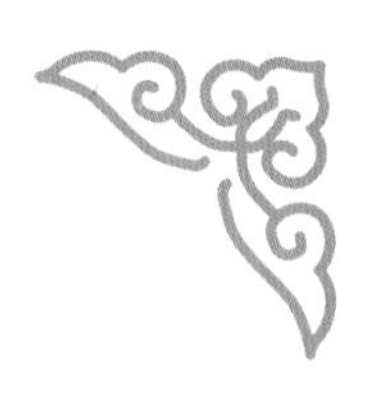

包）、桂皮、白糖、味精各適量，香油15克，植物油750克（實耗75克）。

做法：將兔肉洗淨，切成4塊，把鹽、蔥、薑、大料、花椒和桂皮用少量水熬成五香水，然後倒入兔肉裡醃一夜，下鍋前用醬油拌勻。鍋加油用大火燒至冒白煙，下兔肉炸至金黃色時撈起。把兔肉放入砂鍋中，加清湯（以淹過兔肉為度），再加醬油、糖、鹽、大料、花椒、蔥、薑、酒，先置大火上煮，煮沸後改用小火燉約1小時，加入味精，置中火上收湯，淋少量香油，起鍋切小塊裝盤即成。

功效：此方可預防糖尿病。

4.酸辣田螺

配方：田螺肉400克，火腿肉100克，雞肉50克，紅胡蘿蔔絲50克，醃酸辣椒50克，蛋黃絲50克，胡椒粉、醬油、醋、芝麻油、肉湯、食鹽、味精各適量。

做法：先將田螺肉洗淨，人沸水鍋中汆透，反覆用涼水沖洗乾淨，雞肉洗淨切絲，酸辣椒切絲。鍋內注入肉湯，放入雞肉絲、胡蘿蔔絲、火腿絲、蛋黃絲、辣椒絲煮沸，再放入田螺肉和各種佐料，煮入味後盛入盤中即可。

功效：此方可預防糖尿病。

藥方

一、「冬病夏治」治療慢性支氣管炎

可內服溫腎壯陽的金匱腎氣丸、左歸丸等，每日二次，每次一丸，連服一個月。外敷藥可選用白介子20克、元胡15克、細辛12克、甘遂10克，同研細末，用薑汁調糊，分成六份，每次取一份攤在直徑約5公分的油紙或塑料薄膜上，貼在後背的肺俞、心俞、膈俞穴上，或貼在雙側的肺俞、百勞、膏肓穴上，用膠布固定。一般貼4至6小時，如有灼痛感可提前取下，局部微癢或有溫熱舒適感可多貼幾小時。須注意的是，每個伏天（夏季三個伏天）貼一次，每年三次，連續貼三年，可增強身體非特異性免疫力，降低身體的過敏狀態。這種內、外結合的治療可以有效地根除或緩解症狀。

【編按：肺俞穴於背部第三胸椎

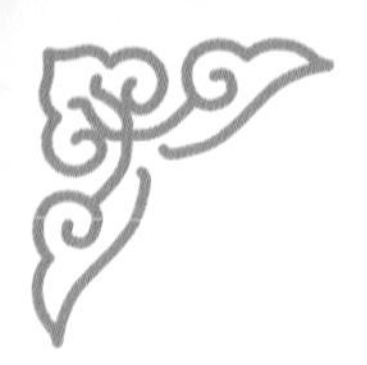

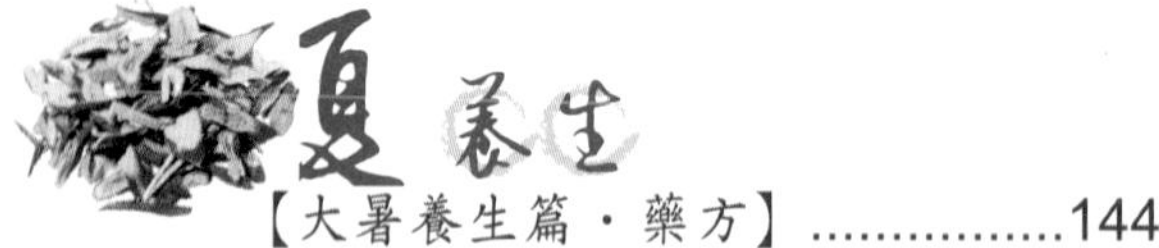

下方，兩外側各2吋處。心俞穴於背部第五胸椎下方，兩外側各2吋處。膈俞穴於背部第七胸椎下方，兩外側各2吋處。百勞位於後頸部，第一胸椎兩外側上行2吋處。膏肓穴於背部第四胸椎下方，兩外側各3吋處。】

二、陰暑症治療

陰暑症治療宜用辛溫解表之法，可選用中成藥六一散、藿香正氣丸（水）內服；或用中藥香薷、桔梗、杏仁、陳皮、藿香、淡豆豉，以水煎溫服，一日兩次；或選用香薷、厚樸、扁豆花、蘇葉、佩蘭、陳皮、茯苓，以水煎溫服，一日兩次。頭重如裹者，可加羌活、蔓荊子；寒邪犯胃，致胃氣當降不降、腹部脹滿、納食不香者，可加草豆蔻、法半夏、神曲。

附陰暑症驗方：荊芥9克、紫蘇9克、前胡9克、甘草3克、香薷4.5克、藿香9克、生薑3片，用水煎服。一日兩次。

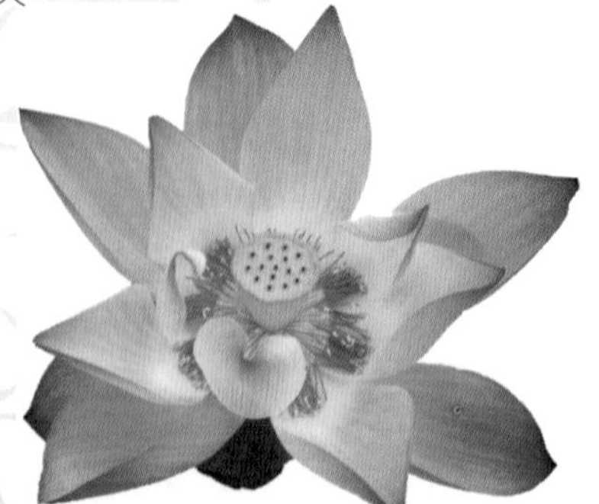

三、中暑治療

1.荷花茶

配方：鮮荷花6朵。

做法：將鮮荷花放入砂鍋內，加水500毫升，煎沸3分鐘，取汁倒入茶杯，冷卻代茶飲用。

服法：每日一至二劑，頻頻飲服，一般連服三日可痊癒。

功效：清暑利溫，升陽止血。

2.青蒿薄荷茶

配方：青蒿15克，薄荷5克。

做法：上藥放入茶杯內，衝入開水，加蓋悶泡15分鐘，待冷後代茶飲用。

服法：每日一劑，分數次飲服，一般連服三日可痊癒。

功效：清虛熱，解暑。

四、糖尿病

糖尿病為一種全身代謝障礙性疾病，以多食、易饑（食慾亢進）、多尿、多飲、消瘦（體重減輕）為主要症狀，並有乏力、皮膚瘙癢、婦女外陰瘙癢及月經紊亂等，併發症較多，如心腦血管病、腎臟病變、眼部病變等。

◎黃耆30克，生地、元參各15克，丹參30克，赤芍、白芍各15克，黃芩、梔子各15克，地骨皮30克，益母草15克，甘草10克。若有煩渴飢餓，加花粉、玉竹、石膏、知母；頭暈頭痛加夏枯草、鉤藤、生牡蠣、菊花；視物不清加枸杞子、青箱子、決明子；噁心嘔吐，加陳皮、竹茹、佩蘭；小便頻數，加桑螵蛸、覆盆子、菟絲子、五味子；心悸失眠，加炒棗仁、五味子、柏子仁；血壓增高，加鉤藤、菊花、牛膝、石決明；長期低熱，加銀柴胡、白薇；皮膚瘙癢，加地附子、白鮮皮、蟬蛻、蛇蛻；尿現酮體，加黃連、黃柏；委屈煩泣，加浮小麥、大棗。每日一劑，以水煎服。

◎消渴煎：花粉、玉竹、蘆根各15克。以水煎取汁代茶飲，頻服。

◎降糖飲：黃耆、熟地、花粉各15克，黃連、北五味子各6克。用水煎服，每日一劑。

◎玉米鬚薏苡仁茶：玉米鬚100克，薏苡仁30克，炒綠豆50克。將上藥放入砂鍋，加水2500毫升，煎沸20分鐘，取汁倒入茶杯，代茶飲用，頻頻飲服。一般連服30至50日可見效。

◎瓜蔞根冬瓜茶：瓜蔞根（天花粉）25克，冬瓜100克。將上藥加水1000毫升於砂鍋內，煎沸15分鐘後，取汁倒入茶杯，代茶飲用。每日一劑，分二次飲服。一般連服30至90日可見效。

房事

由於此節氣正是糖尿病的多發期，所以在此我向大家談一談糖尿病人的房事養生。

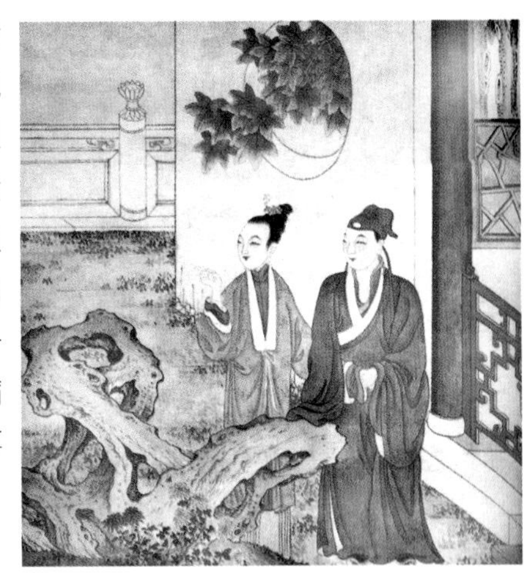

糖尿病，中醫稱消渴症，是由胰島素分泌及糖代謝障礙引起的疾病。近年來，由於飲食結構的改變，糖尿病有逐年上升的趨勢。據調查，其中大部分是中老年人。糖尿病人的陽痿發生率頗高，50歲以上的糖尿病人陽痿發生率更高，老年人還常伴有明顯的動脈硬化。

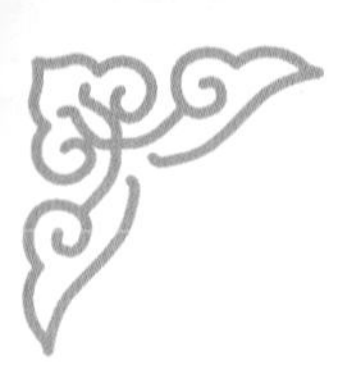

糖尿病人引起性功能障礙的病因，主要是糖尿病所產生的代謝紊亂和退行性病變，不斷損害周圍神經和小血管所引起。多數男性的糖尿病人具有陰莖動脈阻塞的證據，糖尿病血管性病變是進行性的，當糖尿病累及海綿體小血管時，即可引起陰莖勃起障礙。糖尿病是慢性病，病人由於長期服藥，限制飲食，體力減退。有的病人由於工作壓力、婚姻衝突、經濟困難、情緒焦躁等因素，均可增加陽痿的發生。逆行射精，也是糖尿病常見的性功能障礙。

女性糖尿病人的性功能障礙沒有男性明顯，這是因為女性在性行為中大多處於被動地位，心理壓力較男性輕。有個別女性糖尿病人認為糖尿病可因性接觸傳染，這是不科學的。糖尿病是遺傳性疾病，絕不會因為性接觸傳染，正是這種錯誤認識導致了一些人性功能障礙，降低了對性的需求。女性糖尿病患者常伴有陰道炎、尿路感染、異常氣味和性交疼痛，加上糖尿病人的陰道潤滑性降低、自主神經損害，使陰道敏感性降低，阻礙了性高潮的產生。

中醫認為，糖尿病是由於脾腎虧虛、氣陰受損所致，必然影響性功能。古代養生家彭祖說：「姦淫所以使人不壽者，非是鬼神所為也。直由用意谷猥，精動欲洩，務副彼心，竭力無厭，不以相生，反以相害，或驚狂消渴，或癲癡惡瘡，為失精之故。」由此可知過度的姦淫縱慾，也是誘發糖尿病的原因之一。所以糖尿病人一方面要服用補腎滋陰的藥食，治療糖尿病，提高性慾，增強性功能；另一方面要節制房事，以免進一步耗傷腎精，加重病情。

糖尿病人的房事養生，要控制飲食，使用適當的藥物治療，使血糖恢復正常水平。同時進行自我保健，消除心理障礙，去除精神因素。通過這些養生方法，早期能取得較好療效，控制血糖，能使性功能得到改善。

古代養學家認為「凡男不可無女，女不可無男。若孤獨而思交接者，損人壽，生百病，鬼魅因之共交，換精而一當百。」道理同樣適用於糖尿病患者，所以患者應與配偶互相安慰和鼓勵，生活上要互相體貼，在減少性交次數的基礎上，過好精神生活，這對病情的恢復很有幫助。

附錄

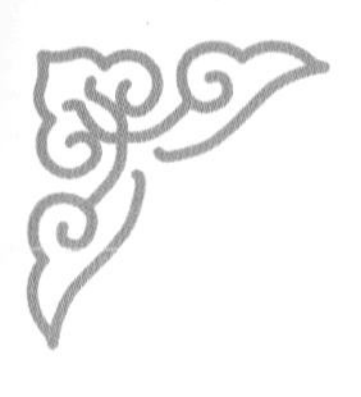

【附錄1】卦象六爻圖

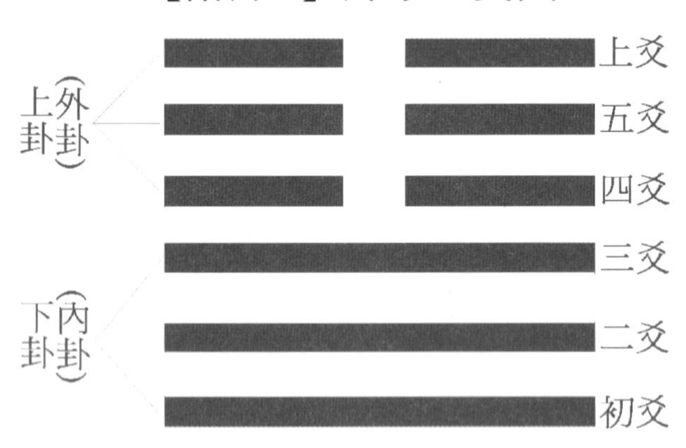
上爻
五爻
四爻
三爻
二爻
初爻
上卦（外卦）
下卦（內卦）

【附錄2】八卦與節氣關係圖

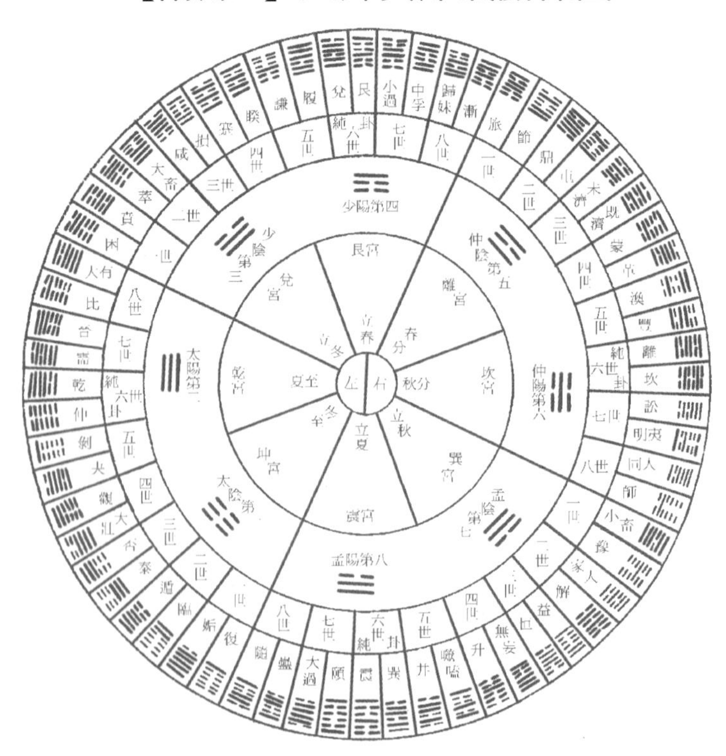

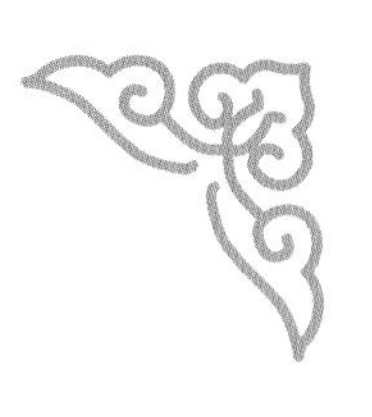

【附錄3】經絡運行與節氣關係圖

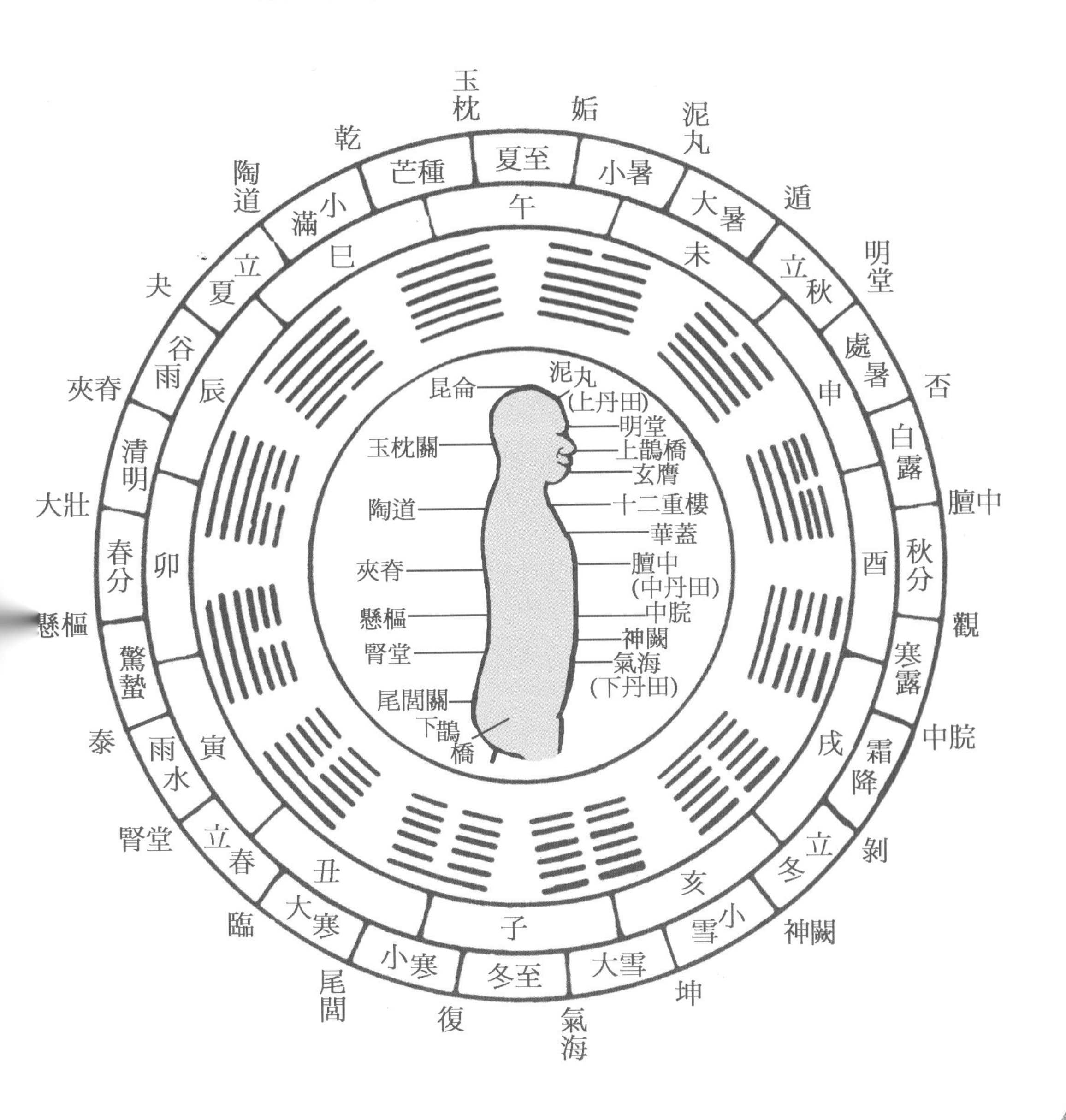

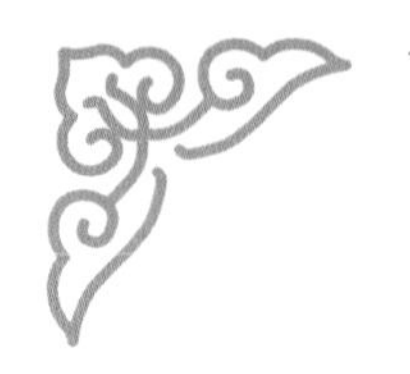

【附錄4】正面穴位圖

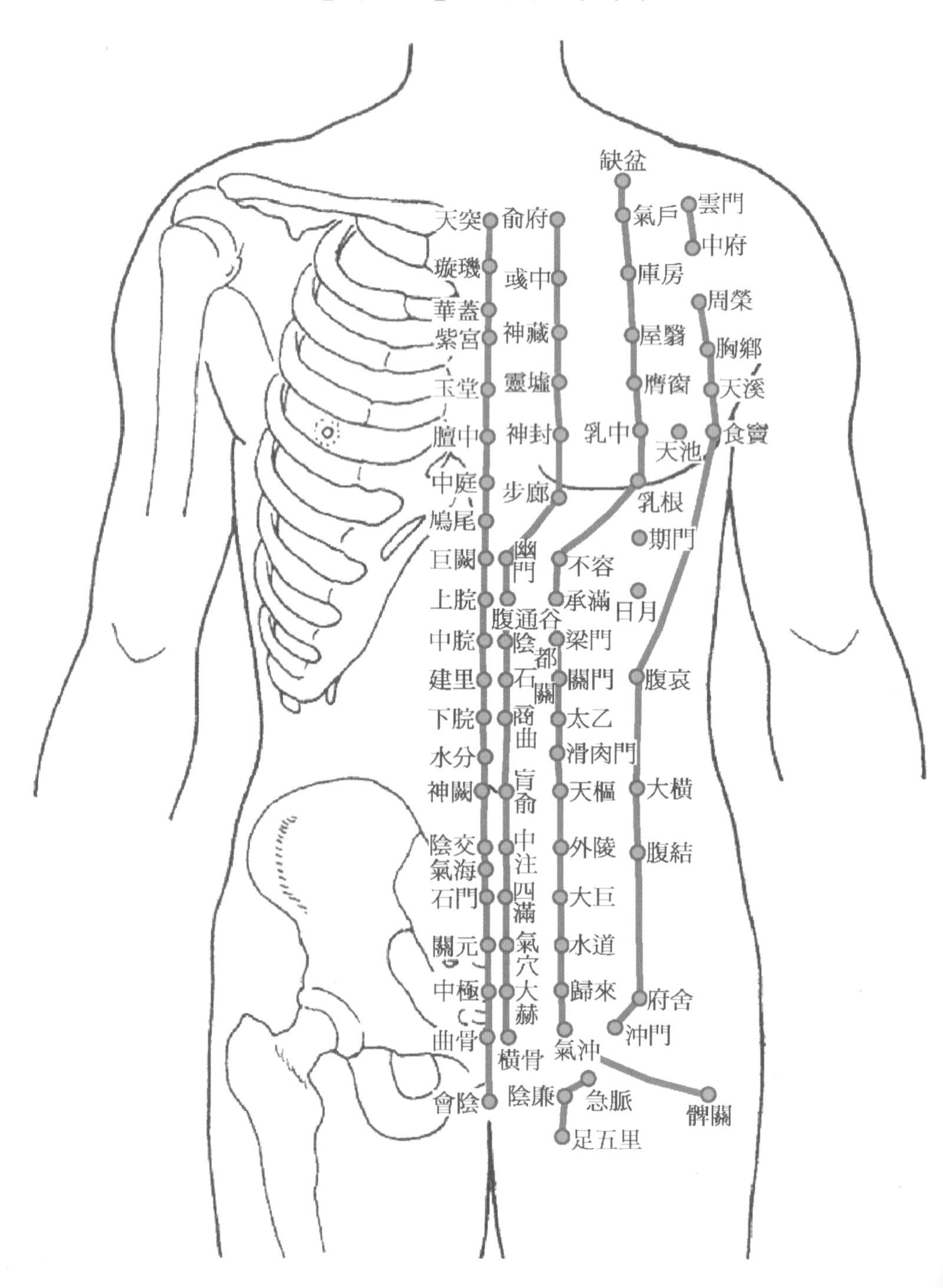
天突
璇璣
華蓋
紫宮
玉堂
膻中
中庭
鳩尾
巨闕
上脘
中脘
建里
下脘
水分
神闕
陰交
氣海
石門
關元
中極
曲骨
會陰
俞府
彧中
神藏
靈墟
神封
步廊
幽門
腹通谷
陰都
石關
商曲
肓俞
中注
四滿
氣穴
大赫
橫骨
陰廉
急脈
足五里
缺盆
氣戶
庫房
屋翳
膺窗
乳中
乳根
不容
承滿
梁門
關門
太乙
滑肉門
天樞
外陵
大巨
水道
歸來
氣沖
雲門
中府
周榮
胸鄉
天溪
食竇
天池
期門
日月
腹哀
大橫
腹結
府舍
沖門
髀關

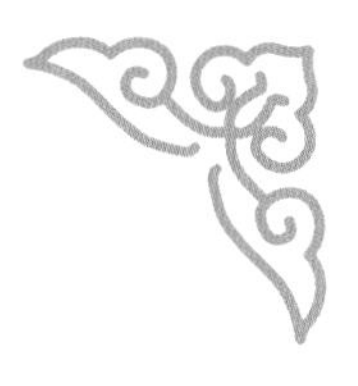

【附錄5】經絡運行與節氣關係圖

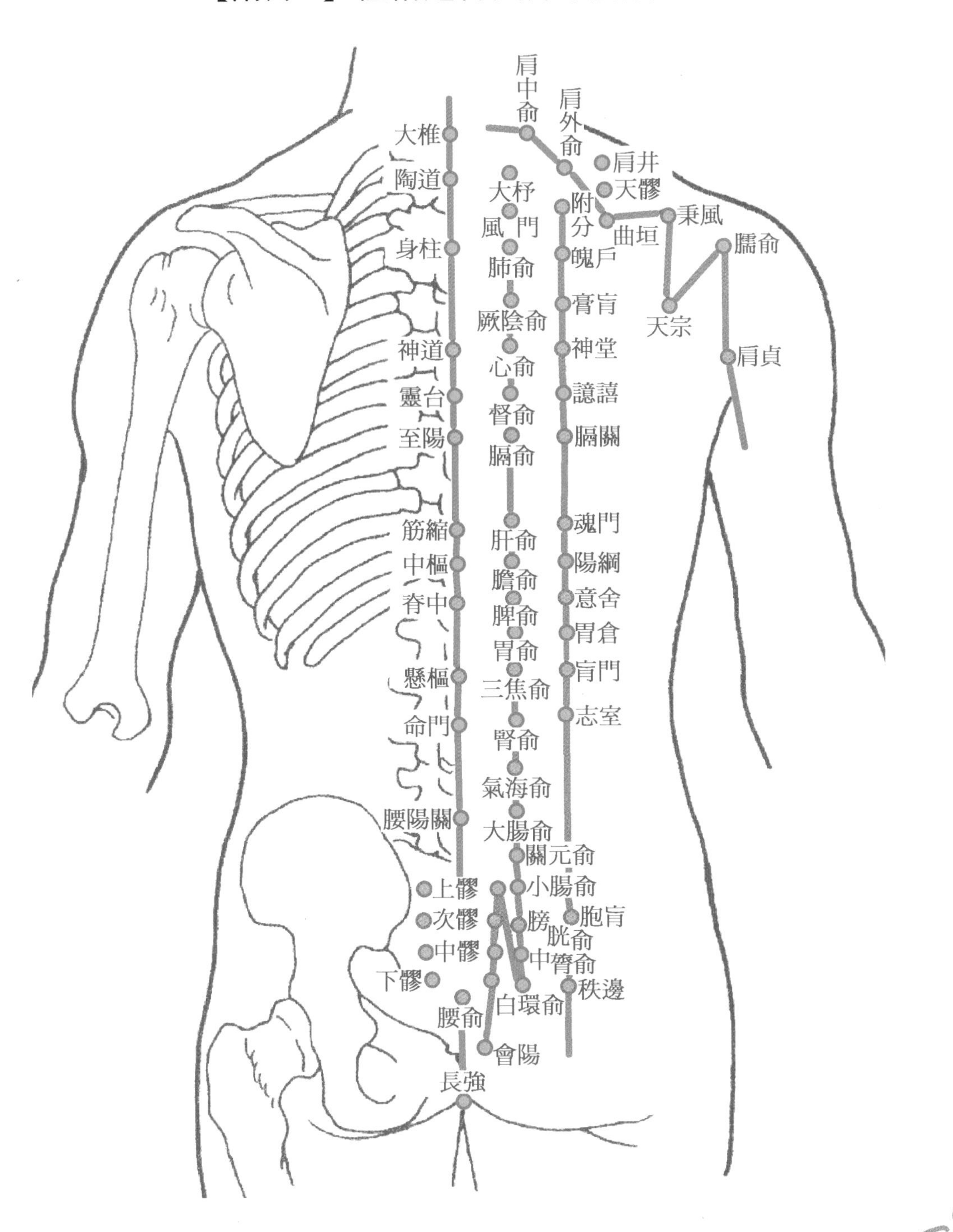

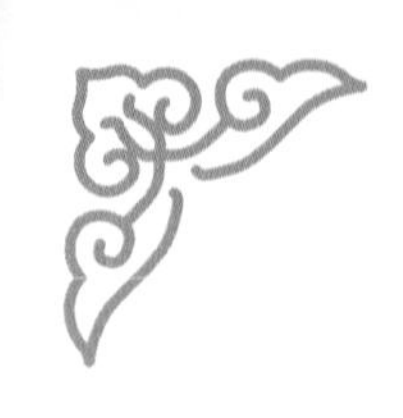

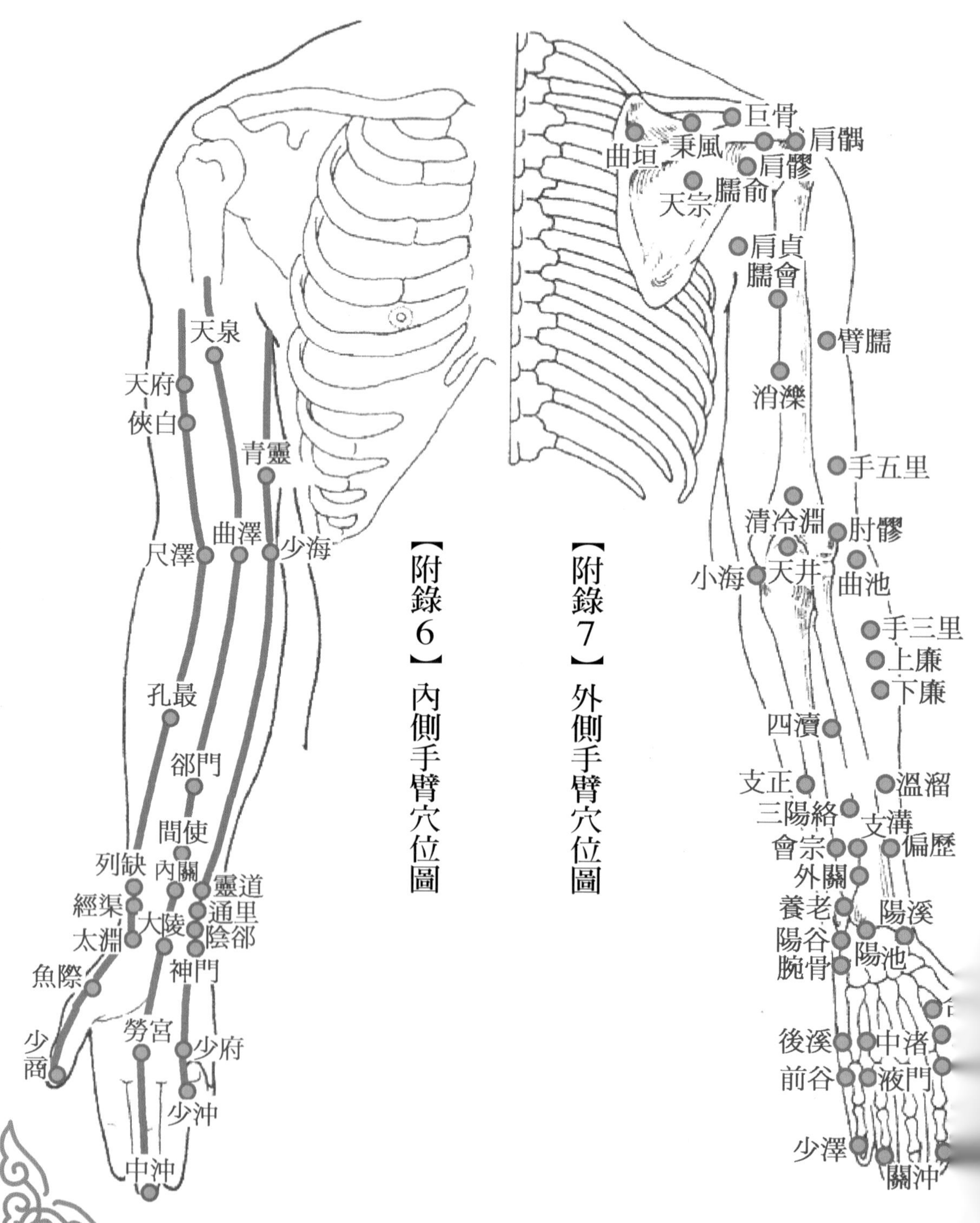

【附錄6】內側手臂穴位圖

【附錄7】外側手臂穴位圖

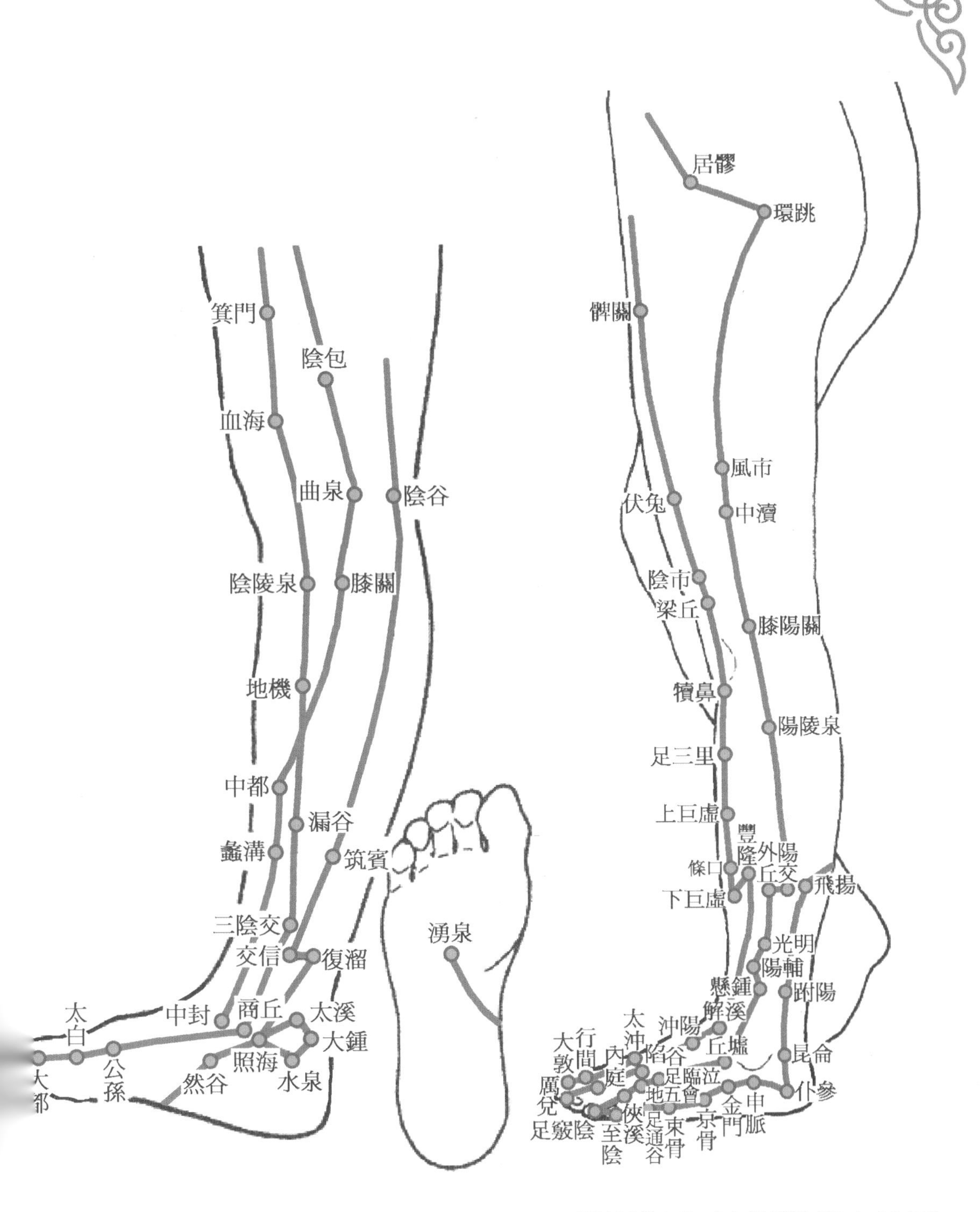

【附錄8】內側腳部穴位圖

【附錄9】外側腳部穴位圖

夏養生 二十四節氣養生經

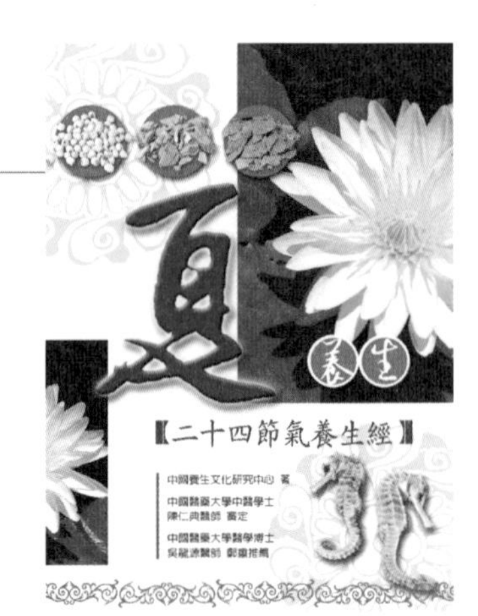

作　　者	中國養生文化研究中心
審　　定	陳仁典醫師
發 行 人	林敬彬
主　　編	楊安瑜
責任編輯	林子尹
美術編輯	翔美堂 設計
封面設計	翔美堂 設計
出　　版	大都會文化 行政院新聞局北市業字第89號
發　　行	大都會文化事業有限公司 110台北市信義區基隆路一段432號4樓之9 讀者服務專線：（02）27235216 讀者服務傳眞：（02）27235220 電子郵件信箱：metro@ms21.hinet.net 公司網址：www.metrobook.com.tw Metropolitan Culture Enterprise Co., Ltd. 4F-9,Double Hero Bldg., 432, Keelung Rd., Sec. 1, TAIPEI 110, TAIWAN Tel：+886-2-2723-5216 Fax：+886-2-2723-5220 E-mail：metro@ms21.hinet.net Website：www.metrobook.com.tw
郵政劃撥	14050529大都會文化事業有限公司
出版日期	2005年5月初版第一刷
定　　價	220 元
I S B N	986-7651-37-5
書　　號	Health +03

Printed in Taiwan

國家圖書館出版品預行編目資料

夏養生 ： 二十四節氣養生經 /
中國養生文化研究中心作.
— 初版. — 臺北市 ： 大都會文化, 2005[民94]
面 ；　公分. —
ISBN 986-7651-37-5(平裝)
1. 健康法
411.1　　　　　　　　　　94004426

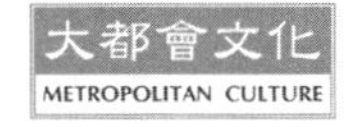

夏養生 二十四節氣養生經

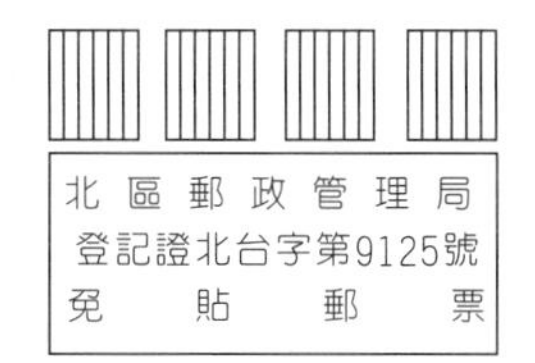

大都會文化事業有限公司
讀者服務部收

110 台北市基隆路一段432號4樓之9

寄回這張服務卡(免貼郵票)
您可以：
◎不定期收到最新出版訊息
◎參加各項回饋優惠活動

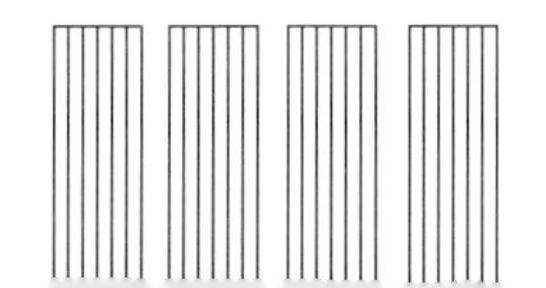

大都會文化 讀者服務卡

書名：夏養生──二十四節氣養生經

謝謝您選擇了這本書！期待您的支持與建議，讓我們能有更多聯繫與互動的機會。
日後您將可不定期收到本公司的新書資訊及特惠活動訊息。

A.您在何時購得本書：_____年_____月_____日

B.您在何處購得本書：__________書店，位於__________(市、縣)

C.您從哪裡得知本書的消息：1.□書店 2.□報章雜誌 3.□電台活動 4.□網路資訊
5.□書籤宣傳品等 6.□親友介紹 7.□書評 8.□其他__________

D.您購買本書的動機：（可複選）1.□對主題或內容感興趣 2.□工作需要 3.□生活需要
4.□自我進修 5.□內容為流行熱門話題 6.□其他__________

E.您最喜歡本書的（可複選）：1.□內容題材 2.□字體大小 3.□翻譯文筆 4.□ 封面
5.□編排方式 6.□其他

F.您認為本書的封面：1.□非常出色 2.□普通 3.□毫不起眼 4.□其他__________

G.您認為本書的編排：1.□非常出色 2.□普通 3.□毫不起眼 4.□其他__________

H.您通常以哪些方式購書：(可複選)1.□逛書店 2.□書展 3.□劃撥郵購 4.□團體訂購
5.□網路購書 6.□其他__________

I.您希望我們出版哪類書籍：（可複選）
1.□旅遊 2.□流行文化 3.□生活休閒 4.□美容保養 5.□散文小品
6.□科學新知 7.□藝術音樂 8.□致富理財 9.□工商企管 10.□科幻推理
11.□史哲類 12.□勵志傳記 13.□電影小說 14.□語言學習（　　語）
15.□幽默諧趣 16.□其他__________

J.您對本書(系)的建議：__________

K.您對本出版社的建議：__________

讀者小檔案

姓名：__________ 性別：□男 □女 生日：_____年_____月_____日

年齡：□20歲以下□21～30歲□31～40歲□41～50歲□51歲以上

職業：1.□學生 2.□軍公教 3.□大眾傳播 4.□ 服務業 5.□金融業 6.□製造業
7.□資訊業 8.□自由業 9.□家管 10.□退休 11.□其他__________

學歷：□ 國小或以下 □ 國中 □ 高中／高職 □ 大學／大專 □ 研究所以上

通訊地址__________

電話：（H）__________（O）__________傳真：__________

行動電話：__________ E-Mail：__________

如果您願意收到本公司最新圖書資訊或電子報，請留下您的E-Mail地址。

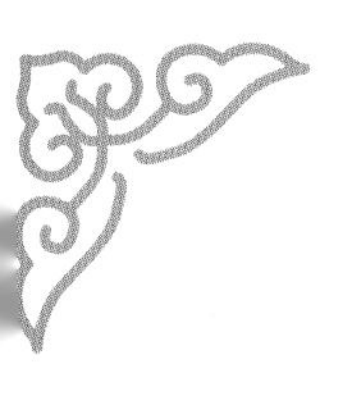

■寵物當家系列

Smart養狗寶典	380元	Smart養貓寶典	380元
貓咪玩具魔法DIY：讓牠快樂起舞的55種方法	220元	愛犬造型魔法書：讓你的寶貝漂亮一下	260元
漂亮寶貝在你家：寵物流行精品DIY	220元	我的陽光：我的寶貝	220元
我家有隻麝香豬：養豬完全攻略	220元		

■人物誌系列

現代灰姑娘	199元	黛安娜傳	360元
船上的365天	360元	優雅與狂野：威廉王子	260元
走出城堡的王子	160元	殞逝的英格蘭玫瑰	260元
貝克漢與維多利亞：新皇族的真實人生	280元	幸運的孩子：布希王朝的真實故事	250元
瑪丹娜：流行天后的真實畫像	280元	紅塵歲月：三毛的生命戀歌	250元
風華再現：金庸傳	260元	俠骨柔情：古龍的今生今世	250元
她從海上來：張愛玲情愛傳奇	250元	從間諜到總統：普丁傳奇	250元

■心靈特區系列

每一片刻都是重生	220元	給大腦洗個澡	220元
成功方與圓：改變一生的處世智慧	220元		

■SUCCESS系列

七大狂銷戰略	220元	打造一整年的好業績	200元
超級記憶術：改變一生的學習方式	199元	管理的鋼盔：商戰存活與突圍的25個必勝錦囊	200元
搞什麼行銷：152個商戰關鍵報告	220元		

■都會健康館系列

秋養生：二十四節氣養生經	220元	春養生：二十四節氣養生經	220元
夏養生：二十四節氣養生經	220元		

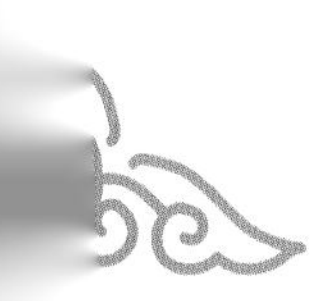

■CHOICE系列

書名	定價	書名	定價
入侵鹿耳門	280元	蒲公英與我：聽我說說畫	220元
入侵鹿耳門（新版）	199元		

■禮物書系列

書名	定價	書名	定價
印象花園 梵谷	160元	印象花園 莫內	160元
印象花園 高更	160元	印象花園 竇加	160元
印象花園 雷諾瓦	160元	印象花園 大衛	160元
印象花園 畢卡索	160元	印象花園 達文西	160元
印象花園 米開朗基羅	160元	印象花園 拉斐爾	160元
印象花園 林布蘭特	160元	印象花園 米勒	160元
絮語說相思 情有獨鍾	200元		

■工商管理系列

書名	定價	書名	定價
二十一世紀新工作浪潮	200元	化危機為轉機	200元
美術工作者設計生涯轉轉彎	200元	攝影工作者快門生涯轉轉彎	200元
企劃工作者動腦生涯轉轉彎	220元	電腦工作者滑鼠生涯轉轉彎	200元
打開視窗說亮話	200元	挑戰極限	320元
30分鐘行動管理百科（九本盒裝套書）	799元	文字工作者撰錢生涯轉轉彎	220元
30分鐘教你自我腦內革命	110元	30分鐘教你樹立優質形象	110元
30分鐘教你錢多事少離家近	110元	30分鐘教你創造自我價值	110元
30分鐘教你Smart解決難題	110元	30分鐘教你如何激勵部屬	110元
30分鐘教你掌握優勢談判	110元	30分鐘教你如何快速致富	110元
30分鐘教你提昇溝通技巧	110元		

■FORTH系列

書名	定價
印度流浪記	220元

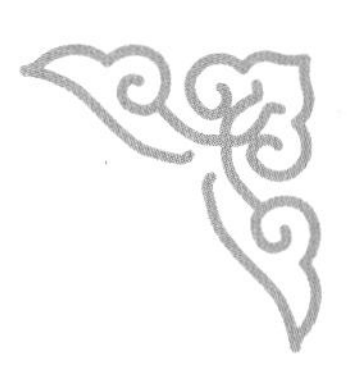

大都會文化　總書目

■度小月系列

路邊攤賺大錢【搶錢篇】　280元
路邊攤賺大錢2【奇蹟篇】　280元
路邊攤賺大錢3【致富篇】　280元
路邊攤賺大錢4【飾品配件篇】　280元
路邊攤賺大錢5【清涼美食篇】　280元
路邊攤賺大錢6【異國美食篇】　280元
路邊攤賺大錢7【元氣早餐篇】　280元
路邊攤賺大錢8【養生進補篇】　280元
路邊攤賺大錢9【加盟篇】　280元
路邊攤賺大錢10【中部搶錢篇】　280元
路邊攤賺大錢11【賺翻篇】　280元

■DIY系列

路邊攤美食DIY　220元
嚴選台灣小吃DIY　220元
路邊攤超人氣小吃DIY　220元
路邊攤紅不讓美食DIY　220元
路邊攤流行冰品DIY　220元

■流行瘋系列

跟著偶像FUN韓假　260元
女人百分百：男人心中的最愛　180元
哈利波特魔法學院　160元
韓式愛美大作戰　240元
下一個偶像就是你　180元
芙蓉美人泡澡術　220元

■生活大師系列

遠離過敏：打造健康的居家環境　280元
這樣泡澡最健康：紓壓、排毒、瘦身三部曲　220元
兩岸用語快譯通　220元
台灣珍奇廟：發財開運祈福路　280元
魅力野溪溫泉大發見　260元
寵愛你的肌膚：從手工香皂開始　260元
舞動燭光：手工蠟燭的綺麗世界　280元

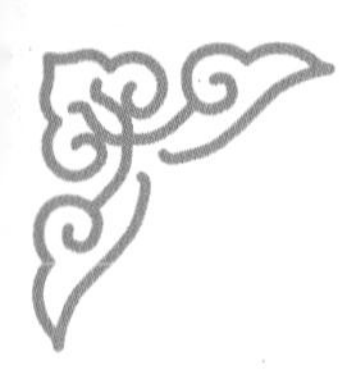

■精緻生活系列

女人窺心事	120元	另類費洛蒙	180元
花落	180元		

■CITY MALL系列

別懷疑！我就是馬克大夫	200元	愛情詭話	170元
唉呀！真尷尬	200元		

■親子教養系列

孩童完全自救寶盒（五書+五卡+四卷錄影帶）3,490元（特價2,490元）

孩童完全自救手冊這時候你該怎麼辦（合訂本）299元

我家小孩愛看書：Happy學習easy go！ 220元

■新觀念美語

NEC新觀念美語教室12,450元（八本書+48卷卡帶）

您可以採用下列簡便的訂購方式：
◎請向全國鄰近之各大書局或上大都會文化網站www.metrobook.com.tw選購。
◎劃撥訂購：請直接至郵局劃撥付款
帳號：14050529
戶名：大都會文化事業有限公司
（請於劃撥單背面通訊欄註明欲購書名及數量）

信用卡專用訂購單

我要購買以下書籍：

書名	單價	數量	合計

總共：＿＿＿＿＿本書＿＿＿＿＿＿＿元
（訂購金額未滿500元以上，請加掛號費50元）

信用卡號：＿＿＿＿＿＿＿＿＿＿＿＿＿＿
信用卡有效期限：西元＿＿＿＿年＿＿＿月
信用卡持有人簽名：＿＿＿＿＿＿＿＿＿＿
（簽名請與信用卡上同）
信用卡別：□VISA □Master □JCB □聯合信用卡
姓名：＿＿＿＿＿＿＿＿性別：＿＿＿＿＿
出生年月日：＿＿年＿＿月＿＿日 職業：＿＿＿＿＿
電話：（H）＿＿＿＿＿ （O）＿＿＿＿＿＿
傳真：＿＿＿＿＿＿＿＿
寄書地址：□□□＿＿＿＿＿＿＿＿＿＿＿＿
e-mail：＿＿＿＿＿＿＿＿＿＿＿＿＿＿＿